KETO C

RECIPES FOR QUICK & EASY LOW-CARB HOMEMADE COOKING

Rosie Mitchell

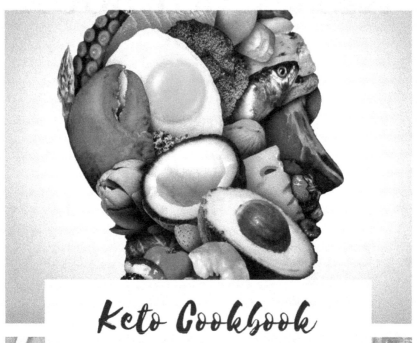

Keto Cookbook

Rosie Mitchell

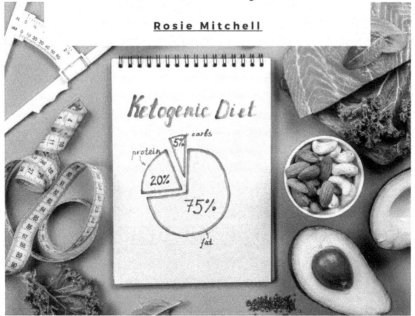

TABLE OF CONTENTS

work can be in any fashion deemed liable for any hardship or damages that may befall them after undertaking information described herein.

Additionally, the information in the following pages is intended only for informational purposes and should thus be thought of as universal. As befitting its nature, it is presented without assurance regarding its prolonged validity or interim quality. Trademarks that are mentioned are done without written consent and can in no way be considered an endorsement from the trademark holder.

INTRODUCTION

What is the Ketogenic Diet?

The **ketogenic diet** is a diet in which there is a **low intake of carbohydrates** and a high intake of lipids (fat).

The goal of the ketogenic diet is to promote a **decrease in glycogen** stores (muscle and liver glycogen stores), inducing a metabolic condition, ketosis, in which the liver produces ketone bodies.

The production of ketone bodies arises naturally as the body's response to fasting, prolonged exercise or other situations where there is a commitment of carbohydrates available for use by the body.

Mechanism of action - How does the ketogenic diet work?

The ketogenic diet stimulates the metabolic effects of fasting, promoting the **use of fats as an energy source**.

When there is no consumption of carbohydrates, for example, in the case of fasting or when the consumption of carbohydrates is very low, the body looks for alternative ways of obtaining energy, namely through the metabolism of fats.

During fasting or when carbohydrate intake is very low, the body uses up fat stores and produces ketone bodies. Ketone bodies can, in turn, be used for energy production.

Ketosis occurs not because of high fat intake but because of low carbohydrate intake.

Typically, it takes 2-3 days, with a carbohydrate intake of less than 50g per day, for the body to go into ketosis.

In what situations can the ketogenic diet be applied?

In epilepsy, the ketogenic diet has effects on the control of seizures because the electrical stimuli are attenuated by using ketone bodies instead of carbohydrates as an energy source.

Currently, other possible applications for the ketogenic diet have been studied, such as for cases of **type 2 diabetes** and **obesity** (overweight).

With the increasing number of cases of obesity, the ketogenic diet has been increasingly studied and used to aid weight loss.

Typically, it takes 2 to 3 days for the body to enter the ketosis process; however, the time required varies from individual to individual, and this depends on the body mass index and individual metabolic rates. Thus, when the ketogenic diet is applied in the context of **weight loss,** there are individuals who lose weight faster than others.

The induction of ketosis in situations of weight loss has a positive effect on satiety, allowing the implementation of a food plan with greater caloric restriction and better adherence to it since the individual feels more satiety with it.

However, when the ketogenic diet is applied with the aim of promoting weight loss, it should not be seen as a lifestyle but rather as a **transitory phase in the weight loss process**.

Contraindications of the ketogenic diet

The ketogenic diet is not recommended for all individuals as there are **contraindications** and specific situations where it is not recommended at all.

This diet is completely **contraindicated** in individuals with diseases in which the metabolism of fats is compromised in those who require high amounts of carbohydrates.

The following conditions are contraindications for the application of the ketogenic diet:

- Pancreatitis ;
- Liver failure;
- Disorders of fat metabolism;
- Primary carnitine deficiency;
- Carnitine palmitoyltransferase I or II deficiency;
- ß-oxidation defects;
- porphyria;
- Pyruvate carboxylase deficiency;
- Gallbladder disease or individuals who have had the gallbladder removed;
- Eating behaviour disorders or a history of eating disorders;
- Inability to maintain proper nutrition.

There are some **risks** associated with implementing a ketogenic diet. In the short term, symptoms similar to "flu" or the "common cold or constipation" may occur that result from the body's process of adaptation to the diet, such as headaches, fatigue and dizziness.
At the intestinal level, as there is a reduction in fibre consumption due to the restriction in the consumption of vegetables, fruits and whole grains, there is a risk of occurrence of **constipation.**

What foods are allowed and eliminated in the ketogenic diet?

For the body to enter a process of ketosis, it is necessary to reduce the consumption of **carbohydrates** to a **daily maximum of 50g**, and it is necessary to eliminate the main food sources of carbohydrates. Among the foods that **are not allowed** in the ketogenic diet are, for example, bread, cereals, rice, pasta, potatoes, pulses, certain vegetables (for example, corn) and almost all fruits.
With regard to **fruit**, only those with a **low carbohydrate content** are allowed, depending on the individual and the daily amount of carbohydrates allowed.
On the other hand, also excessive consumption of **protein** (for example, meat, fish, eggs, dairy products) can prevent the formation of ketone bodies because many of the amino acids, when consumed in excess, can be converted into glucose (sugar). As such, it is necessary that there is a follow-up of the individual and monitoring of food intake, avoiding recipes that include these foods.
In order not to have an intake of carbohydrates above the limit established for the individual, the foods consumed must have a reduced or even zero carbohydrate content.

LOW-CARB CHICKEN CURRY WITH RICE

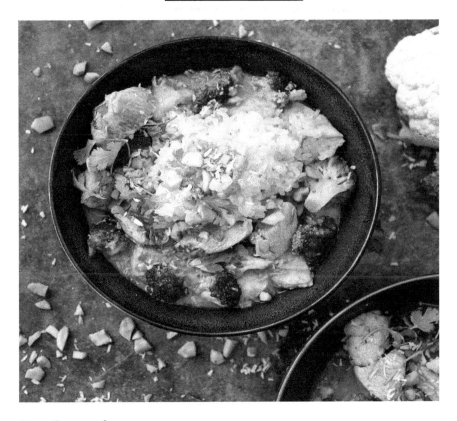

For 2 servings:

- 20 g low-carb yellow curry paste
- 400 g chicken breast
- Vegetables of your choice, e.g. cauliflower, broccoli
- 1 pack of coconut milk
- 1 - 2 tbsp coconut oil
- 1 pack of Vitanu konja circle
- 150 ml of water
- Optional:
- Pili nuts

- fresh coriander

Preparation

- Cut the chicken breast into small pieces.
- Fill a small saucepan with water and cook the vegetables until they are still firm to the bite.
- Heat the coconut oil in a large pan and fry the meat in it.
- Mix the curry paste with the water until it has dissolved.
- Now deglaze the meat with the curry sauce and coconut milk and let it simmer for about 5 minutes without the lid.
- Now add the vegetables.
- Rinse the konja circle in a fine sieve under cold water.
- Then put it in a saucepan and heat it over medium heat, stirring occasionally.
- Season the curry with salt and pepper and serve with the rice.
- If you like, you can refine the curry with chopped pili nuts and coriander.

KETO TOMATO RICE WITH MEATBALLS

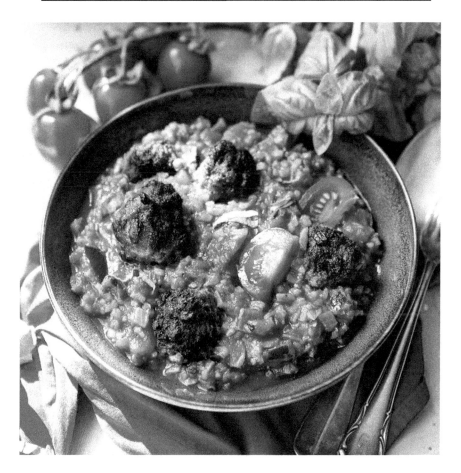

2 servings -

For the rice

- 1 pack of Mediterranean cauliflower rice
- 400 g of chopped tomatoes
- 1 tbsp coconut oil
- 1 teaspoon erythritol
- 1 onion
- fresh basil
- Salt pepper

- For the meatballs
- 300 g minced meat
- 1 tbsp coconut oil
- Salt pepper

Preparation

Step 1

- For the tomato rice
- Peel and finely dice the onion.
- Prepare half of the onions for the meatballs.
- Steam the remaining onions in coconut oil for about 1 minute and then deglaze with chopped tomatoes.
- Add cauliflower rice and heat on low heat for about 3 minutes.
- Then season the tomato rice with erythritol, salt and pepper.
- Take the saucepan off the heat and cover until the meatballs are ready

step 2

For the meatballs

- Season the minced meat with salt and pepper, mix with the onion cubes and form 10 balls out of it.
- Heat coconut oil in a large pan and fry the meatballs for 3 minutes on each side, until cooked.
- Serve tomato rice with meatballs and sprinkle with fresh basil.

KETO TIRAMISU FAT BOMBS

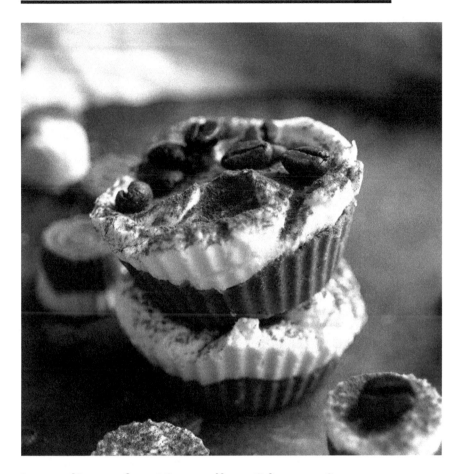

Ingredients for 12 small or 6 large pieces

For the dark mixture:

- 100 g coconut flour
- 20 g powder erythritol
- 1 pinch of cinnamon
- 60 g melted butter
- 180 g of hot water
- 1 - 2 teaspoons of coffee powder

For the cream layer:

- 10 g MCT oil
- 50 g soft butter
- 130 g cream cheese
- (room temperature)
- 6 drops of natural vanilla flavor

Optional:

Cocoa powder for dusting

Preparation

- Roast coconut flour in a small pan over medium heat until it is light golden brown, stirring frequently so that nothing burns. This takes about 5 minutes.
- Mix the roasted coconut flour with the cinnamon in a mixing bowl and sieve in the powdered erythritol.
- Now add the hot water, the coffee powder and the melted butter and stir with a fork until everything is well mixed together.
- Pour the mixture into a silicone mold (or ice cube mold or muffin mold) and press it into a smooth layer with your fingers. Place the silicone mold in the freezer for 15-20 minutes to cool.
- Now put the MCT oil, butter, cream cheese and vanilla flavor in a mixing bowl and mix all ingredients with a hand mixer.
- Now take the silicone molds from the freezer and distribute the cream cheese mixture on the espresso layer. Chill again for 20-30 minutes.
- Sprinkle with cocoa powder before serving.

KETO ASPARAGUS CREAM SOUP

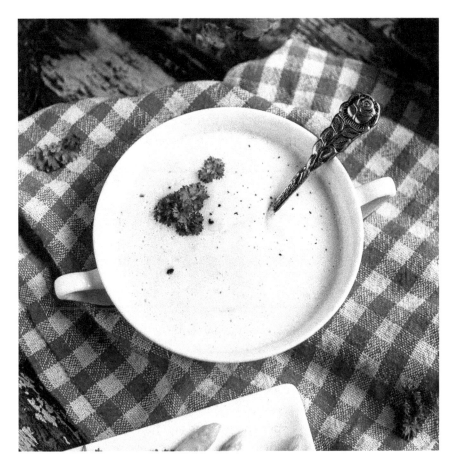

For 3 servings - For the asparagus:

- 300 g asparagus (fresh or from the jar)
- 250 ml of water
- 1/2 teaspoon salt
- For the soup
- 30 g almond flour
- 45 g butter
- 100 ml whipped cream
- 1 pinch of grated nutmeg
- 1 teaspoon lemon juice

- Salt pepper
- fresh parsley at will

Preparation

Step 1

- Prepare asparagus
- Peel the asparagus and cut into pieces.
- Bring the water with salt to a boil in a large saucepan and add the asparagus pieces.
- Cook the asparagus for about 10 minutes until it is soft.
- Then drain the asparagus and collect the brew.
- If you use asparagus from the jar, you can of course save yourself this step.

Step 2

- Prepare soup
- Heat the butter in a large saucepan and fry the almond flour while stirring.
- Deglaze with asparagus water and bring to the boil once.
- Add the cream and asparagus pieces and puree the soup with a hand blender until creamy.
- Season with salt, pepper and nutmeg and finally stir in the lemon juice. A little parsley goes perfectly with it.

FILLED LOW-CARB TACOS WITH TOMATO-FRUITY MINCED MEAT

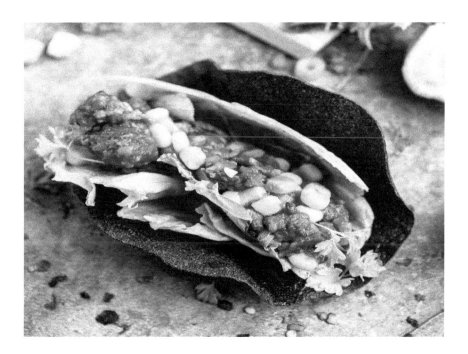

For 2 servings:

- 4 whole vegetable tortillas
- 300 g minced meat
- 1 spring onion
- 1/2 can of corn
- 1 spring onion
- 1 clove of garlic
- 150 ml of pureed tomatoes
- some leaves of iceberg lettuce
- Juice of 1/2 lime

- Salt pepper

Preparation

Step 1

For the tacos

- For original tacos, place the wraps on an approx. 15 cm plate and cut around them so that the traps are smaller. The leftovers can be used to make tortilla chips.
- Hang the prepared wraps over an oven rack and bake in the oven at 175 ° C for about 5 minutes until they become crispy.

Step 2

- For the filling
- Cut the spring onion into thin rings.
- Peel and finely chop the garlic.
- Sear the white part of the spring onion with olive oil in a large pan for about 1 minute.
- Add minced meat and fry until crumbly.
- Then deglaze with the tomatoes and let the sauce simmer a little.
- Finally add the corn and heat.
- Season to taste with salt and pepper.

step 3

- Fill the tacos
- Roughly cut the iceberg lettuce and spread over the tacos.
- Spread the chilli on top.
- Drizzle with lime juice and sprinkle with the remaining spring onions.

C<small>RUNCHY</small> LOW-CARB TORTILLA CHIPS

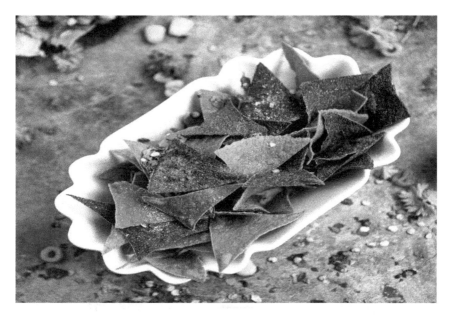

For one serving:

- 2 whole vegetable tortillas
- (available here)
- 1/2 tbsp olive oil
- salt

Preparation

- Cut tortilla wraps into triangles and spread on a baking sheet lined with baking paper.
- Drizzle with olive oil and sprinkle with salt.
- Bake the chips for about 10 - 15 minutes at 175 ° C convection until crispy.

FRUITY, LOW-CARB PASSION FRUIT LEMONADE

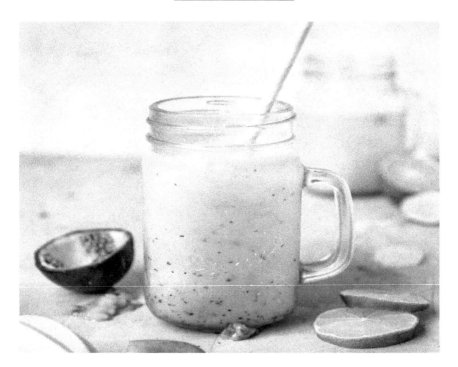

For 2 glasses of lemonade:

- 450 g of water
- 1 passion fruit
- 40 ml lime juice
- 40 g erythritol - stevia mix
- 8 drops of Mango Orange Aqua Plus

Optional:

Ice cubes

Preparation

- Put all the ingredients in a stand mixer and mix everything until you get a homogeneous mass.
- Now pour your lemonade over ice cubes.

KETO MOZZARELLA CRACKERS

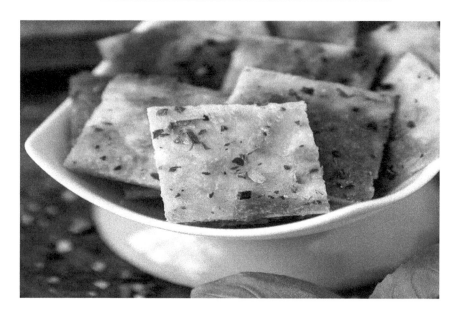

For a small sheet:

- 45 g almond flour
- 100 g mozzarella (grated)
- 30 g cream cheese (room temperature)
- Salt pepper
- Herbs or garlic of your choice

Preparation

- Heat the mozzarella in the microwave for 1 minute.
- Take out carefully and mix quickly with the cream cheese (careful: hot!).
- Now add the almond flour and the spices and mix everything into a homogeneous dough.
- Roll out the dough on a baking sheet with the help of cling film.
- Bake in a preheated oven for about 10 minutes at 200 ° C fan oven - if you like it particularly crispy, you can bake it for 15 minutes.
- Let cool and cut into small pieces.

KETO RHUBARB CURD TART

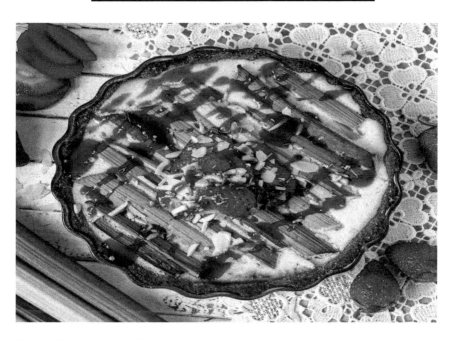

For the ground:

- 180 g almond flour
- 10 g bamboo flour
- 1 egg (size M)
- 80 g erythritol
- 125 g butter (room temperature)
- For the cream & topping:
- 400 g rhubarb
- 60 g erythritol
- 2 eggs
- 5 drops of natural vanilla flavor
- 60 g creme fraîche
- 70 g quark
- 1 - 2 knives of carob gum

Optional:

Powder erythritol

Strawberries

sugar-free strawberry fruit spread

Also:

a large tart pan

Preparation

Step 1

- For the ground:
- Preheat the oven to 175 ° C with a fan.
- Mix all the ingredients in a bowl, then knead the dough into a solid mass.
- Dust the dough with bamboo flour and roll it out between two layers of cling film.
- Press the dough into the greased pan and bake for 10-15 minutes, until it is slightly golden.

step 2

For the cream & topping:

- Mix the vanilla-flavored eggs and erythritol until creamy.
- Stir in the crème fraîche, quark and locust bean gum.
- First wash, peel and cut the rhubarb into strips.
- Put the rhubarb in a bowl, sprinkle with 1 teaspoon of erythritol and let it steep for 30 minutes.
- Simmer in a saucepan for 5 minutes and drain in a colander.
- Spread the rhubarb over the mixture.
- Bake in the preheated oven at 200 degrees top / bottom heat (convection 180 degrees) for another 30 minutes.
- Take out of the oven, let cool down completely, remove the mold and cover with powdered erythritol.
- Optionally decorate with strawberries or strawberry fruit spread.

ALCOHOL-FREE WALDMEISTER MAY PUNCH WITH NO ADDED SUGAR

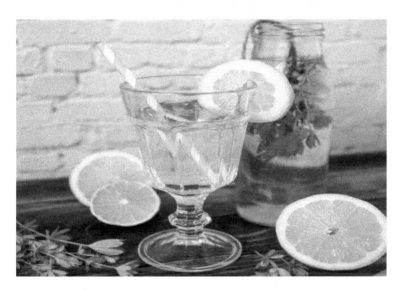

For 2 liters:

- 10 stalks of woodruff
- 2 liters of water
- ½ lime
- ½ lemon
- if necessary some stevia erythritol powder

Preparation

- Cut the woodruff stalks, tie them together in a bouquet and let them wither upside down for at least 24 hours – this is important so that the herb develops its typical aroma and the punch does not only taste grassy.
- Mix the water, lime, lemon and, if required, the sweetness and woodruff in a glass jug and let it steep for a few hours.
- Serve garnished with lemon wedges and woodruff leaves if you like.

KETO PANCAKES

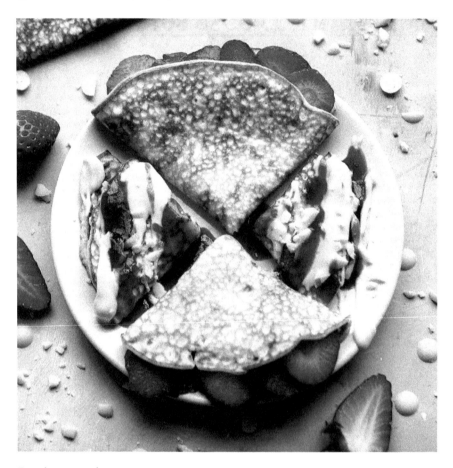

For the pancakes:

100 g mascarpone (room temperature)

2 eggs (room temperature)

At will:

Berries of your choice

sugar-free strawberry fruit spread

2 teaspoons erythritol

5 drops of natural vanilla flavor

sugar-free chocolate drops

sugar-free white chocolate drops

preparation

Mix the two ingredients together until no more lumps can be seen.

Fry the pancakes in a pre-greased pan.

Melt chocolate drops as desired and refine pancakes with them.

can refine the curry with chopped pili nuts and coriander.

nd let set in the refrigerator for approx. 1-2 hours.

KETO WILD BERRY ICE CREAM WITH CHOCOLATE CRUNCH

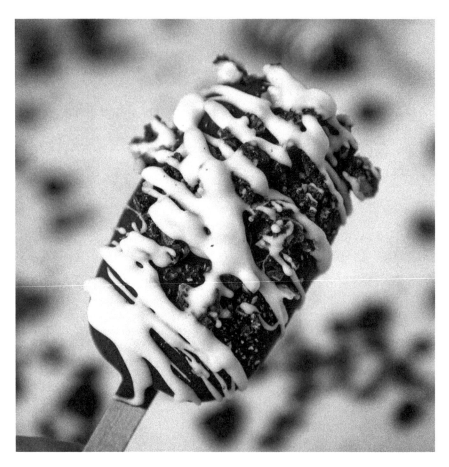

For 4 ice creams:

300 g of cream

30 g powder erythritol

8 drops of natural vanilla flavor

2 tbsp sugar-free wild berry fruit spread

To cover:

100 - 150 g sugar-free chocolate drops

2 tbsp Simply Keto Chocolate Crunchy Muesli

Also:

a popsicle shape

sugar-free white chocolate drops

preparation

Step 1

For the ice cream:

Sieve the powdered erythritol and mix it with the remaining ingredients.

Fill the ice cream mass into the molds and let it freeze completely overnight.

step 2

For the coating:

Carefully melt the chocolate drops in the microwave or water bath and make the muesli smaller.

Dip the popsicle in the melted chocolate and garnish with the granola.

Put it in the cold again.

KETO STRAWBERRY-COCONUT TIRAMISU

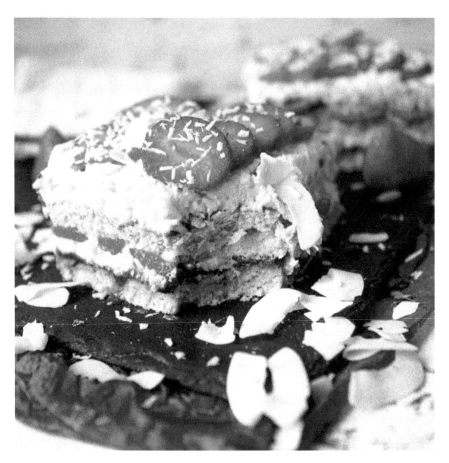

For the dough:

1 pack of Simply Keto cake mix

260 ml of water

For the cream:

4 egg yolks

2 egg whites

80 g powder erythritol

400 g mascarpone

5 sheets of gelatin

100 g sugar-free strawberry fruit spread

200 g fresh strawberries

60 g desiccated coconut

For decoration:

200 g fresh strawberries

Coconut flakes

Desiccated coconut

preparation

Step 1

For the dough:

Mix the baking mixture with 260 ml of water.

Fill the dough into a baking pan (round or square), bake it at 175 ° C for 20-25 minutes and then let it cool down completely.

step 2

For the cream:

Sieve the powdered erythritol and beat it up with the egg yolks.

Add the mascarpone.

Beat the egg whites firmly.

Fold the beaten egg white and desiccated coconut into the egg yolk and mascarpone cream.

Soak the gelatin in cold water for about 5 minutes, pour off the water from the gelatin and carefully melt it until it dissolves completely. Make sure she's not boiling!

Add some mascarpone mixture to the gelatin and stir together. This way there are no lumps of gelatine and you prevent the gelatine from being too hot!

Pour the gelatin slowly into the mascarpone cream, stirring constantly.

step 3

To assemble:

Cut the cake base horizontally so that two slices / surfaces are created and line a baking dish with half of the base.

Pour half of the strawberry jam over it with a spoon.

Now distribute the thinly sliced strawberries evenly over the jam layer.

Spread half of the mascarpone cream over it.

Place the second half of the cake base over the cream.

Brush them again with strawberry jam.

Spread the rest of the mascarpone cream over it and decorate with strawberries and coconut flakes or desiccated coconut as desired.

Place the tiramisu in the refrigerator for 3 - 4 hours, preferably overnight.

KETO COTTAGE CHEESE AND FOREST BERRY CAKE

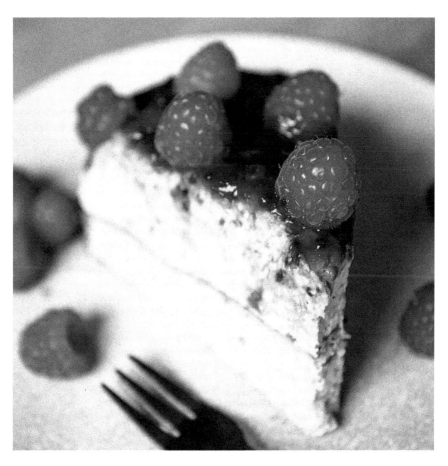

For the ground:

1 pack of Simply Keto Cake Mix

For the berry cream:

100 g wild berry fruit spread

250 g quark (40% fat)

250 g whipped cream)

40 g erythritol

6 sheets of gelatine)

Optional:

Fresh berries

preparation

Step 1

For the ground:

Bake the baking mixture according to the instructions on the packaging and allow to cool.

step 2

For the berry cream:

Soak the gelatine in cold water and then heat it briefly until it liquefies.

Beat the cream together with the erythritol until stiff.

Add the quark and forest berries fruit spread to the cream mixture.

Carefully stir the liquid gelatine into the stiff cream in portions.

Now spread the cream on the cooled cake base.

Spread a thin layer of wild berry fruit spread on top.

Chill the cake in the refrigerator for 1 hour.

Low-CARB FRUIT DOME TARTLETS

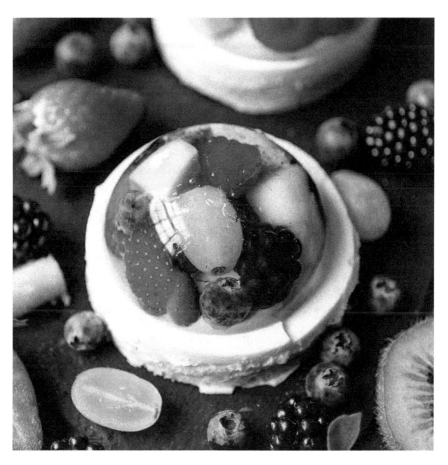

For the dough:

1/2 pack of keto cakes

200 g of water

For the pudding layer:

3 sheets of gelatin

200 g cream

10 drops of Aqua Plus raspberry

25 g powder erythritol

For the fruit dome:

250 g of water

6 sheets of gelatin

50 g fruit of your choice (kiwi, mango, grapes, strawberries, raspberries). Use berries for the keto variant

Also:

4 dessert rings and hemispherical silicone molds

preparation

Step 1

For the ground:

Mix half of the keto cake mix with water and place in a greased 22 cm springform pan or on a baking sheet.

Bake the dough for about 20 minutes at 175 ° C fan oven.

Then let cool down completely.

Cut out the bottom with dessert rings.

step 2

For the cream layer:

Soak gelatine in cold water.

Mix the cream with Aqua Plus and powder erythritol.

Squeeze out the soaked gelatine, heat briefly in a small saucepan or in the microwave.

Carefully stir the liquid gelatine into the cream in portions.

Let the cream layer sit briefly and spread it on the bases in the dessert rings, tablespoon at a time.

Chill the molds in the refrigerator while you prepare the domes.

step 3

For the fruit domes:

Soak gelatine in cold water.

Cut the fruits into small pieces and distribute them in the silicone mold.

Squeeze out the soaked gelatine, heat briefly in a small saucepan or in the microwave.

Add water and mix with the soaked gelatin.

Spread the gelatine water in the silicone molds and also chill until they are firm.

Step 4

Finally:

Loosen the individual bottoms from the dessert rings.

Also remove the fruit domes from the molds and carefully tip them onto the layer of cream

LOW-CARB STRAWBERRY-RHUBARB JAM

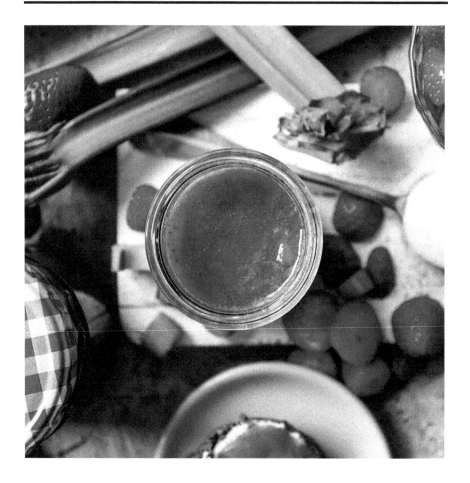

Ingredients:

500 g strawberries

500 g rhubarb

1 pack of sugar-free Simply Keto Gelierzauber

preparation

Chop strawberries and rhubarb and cook them until everything is nice and soft.

Now puree everything and add the entire contents of the gelation magic pack.

Stir everything well and let everything simmer for about 5 minutes.

Boil your jam jars well and fill them with the finished jam while it is still hot.

Screw it on, turn it around and let it set.

FRUITY LOW-CARB NICE CREAM

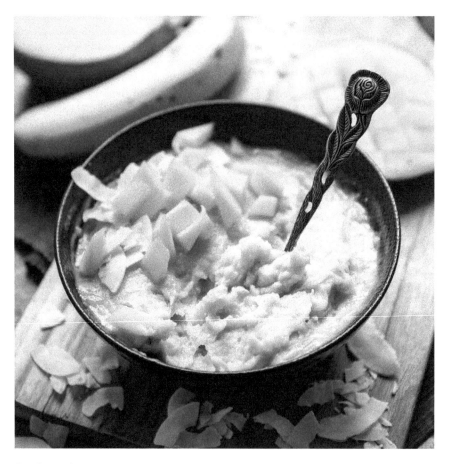

For 2 servings:

200 g mango

100 g banana

100 ml coconut milk

20 g powder erythritol

preparation

Peel the fruit, cut into small pieces and freeze for 4 to 5 hours.

Put the frozen fruit pieces in a blender and puree.

Add the remaining ingredients and mix in.

Pour the nice cream into bowls and serve immediately.

KETO CHOCOLATE CHIP FRAPPUCCINO WITHOUT SUGAR

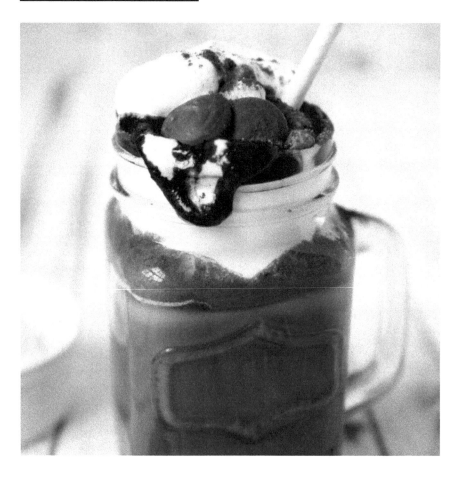

For the frappuccino:

15 - 20 g Simply Keto drinking chocolate

60 ml espresso

250 ml unsweetened almond milk

250 g ice cubes

For decoration:

20 g cream

sugar-free chocolate drops

5 g coconut oil

preparation

Step 1

For the frappuccino:

Prepare espresso and let it cool down. Put the drinking chocolate, the cold espresso, the unsweetened almond milk and the ice cubes in a blender and mix on a high level for about 30 seconds to a creamy mass. The ice cream can be in small, coarse pieces.

step 2

For decoration:

Melt the chocolate drops together with the coconut oil in a water bath and mix well.

Whip the cream until stiff.

Pour the frappuccino into a glass, top with the cream and drizzle the melted chocolate over it.

KETO LAHMACUN

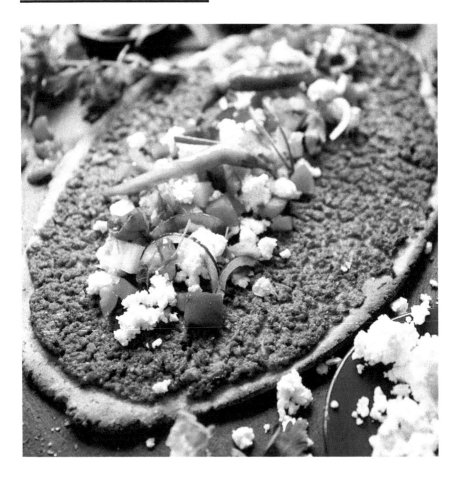

For the dough:

1 pack of Simply Keto Pizza Mix

400 g of water

20 g of olive oil

For the mince:

250 g ground beef

1 white onion

1/2 bunch of parsley, finely chopped

1 pointed pepper

1 teaspoon tomato paste

1 clove of garlic

200 g chopped tomatoes from the can

1 teaspoon erythritol

Oriental spices (cumin, oregano, paprika powder, chilli flakes) as desired

Salt pepper

For covering:

100 g feta cheese

1/2 romaine lettuce

1 small red onion

1 tomato

1/2 lemon

1/4 bunch of parsley

preparation

Step 1

For the dough:

Mix the baking mixture with water and olive oil and knead everything until a dough is formed.

Place parchment paper on the countertop and place half of the dough in the middle of it.

Roll out the dough long and thin between a layer of cling film.

Prick the dough several times with a fork, place it on a baking sheet and pre-bake it blind for 15 minutes at 200 ºC.

Do the same with the rest of the dough.

step 2

For the mince:

Peel off the onion and garlic and roughly chop them. Pluck the leaves from the parsley.

Chop the peppers too.

Put the onion & garlic pieces, the parsley leaves and the pepper pieces in a blender and blend them finely.

Put the ground beef in a mixing bowl and mix it with the chopped ingredients, tomato paste, and canned tomatoes.

Season the mince as you like and spread it thinly over the pre-baked dough.

step 3

Finally:

Bake the lahmacun for another 10 minutes.

In the meantime, prepare the topping: Crumble the feta.

Cut the red onion into fine strips.

Dice the tomato.

Finely cut the lettuce.

Pluck the parsley leaves from the stems.

After baking, drizzle the lahmacun with a little lemon juice and top it with the prepared ingredients as desired.

LOW-CARB CAULIFLOWER RICE BOWL WITH CHICKEN TERIYAKI

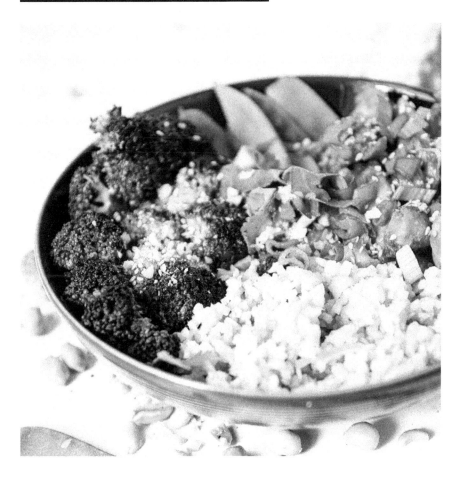

Ingredients for 2 servings:

1 pack of FullGreen cauliflower rice

(For the chicken:

250 g chicken breast fillet

1 teaspoon coconut oil

2 tbsp soy sauce

2 tbsp water

1 teaspoon guar gum

Salt pepper

1/2 teaspoon erythritol

Magic Chicken Seasoning

toasted sesame seeds

1 spring onion

Also:

Vegetables at will, e.g. B. Broccoli

preparation

Step 1

For the chicken:

Cut the chicken into bite-sized pieces and sauté them with coconut oil in a large pan.

When the chicken is done, deglaze it with soy sauce and water.

Thicken the sauce with guar gum and season everything with chicken, salt and pepper.

step 2

For the vegetables:

Cut the broccoli into florets and fry them in a pan until they are firm to the bite.

step 3

For the rice:

Prepare the rice in the microwave or pan according to the instructions on the packet.

Step 4

Finally:

Arrange everything in a bowl and garnish the bowl with sesame seeds and spring onion rings.

KETO MOCHA CREAM SANDWICHES

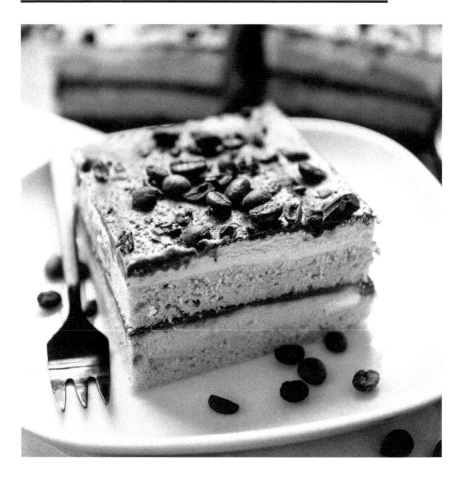

For the ground:

1 pack of Simply Keto Cake Mix

For the cream:

240 g butter (room temperature)

300 g cream cheese (room temperature)

60 g powder erythritol

4 tsp instant coffee powder

For the chocolate ganache:

150 g whipped cream

100 g sugar-free dark chocolate drops

20 g powder erythritol

Also:

A 20 x 20 brownie baking pan

preparation

Step 1

For the cake base:

Prepare the soil according to the instructions on the package.

Let the soil cool off well.

step 2

For the cream:

Beat the butter and cream cheese until frothy (important: both must be at room temperature) and then sieve in the powdered erythritol and the coffee powder.

Halve the cake so that there are two cake bases.

Spread half of the cream on the first floor.

step 3

For the chocolate ganache:

Melt the chocolate drops with about 50 g of cream.

When the chocolate is melted, sieve the powdered erythritol into the chocolate.

Then stir in the rest of the cream with a whisk until a thick mixture is formed.

Pour the ganache on the cream layer and put it in the fridge for at least an hour.

Now put the second floor on top and coat the top with the cream again.

Pour another layer of chocolate ganache on top and let it dry again.

KETO MINI WALBERRY TARTLETS WITH MERINGUE

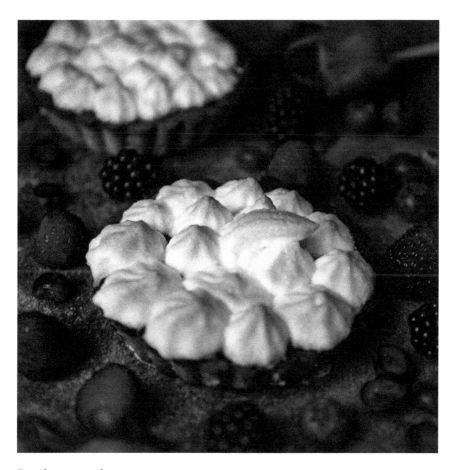

For the ground:

90 g almond flour

1 egg (size M)

40 g erythritol

65 g butter (room temperature)

For the mascapone cream:

100 g mascapone

1 egg

20 g erythritol

5 drops of natural vanilla flavor

1 pinch of locust bean gum

20 g cream

For the fruit layer:

sugar-free Simply Keto wild berry fruit spread

For the meringue:

50 ml of water

200 g erythritol

2 egg whites

pinch of salt

preparation

Step 1

For the ground:

Preheat the oven to 175 ° C with a fan.

Mix all the ingredients for the batter in a bowl.

Use your hands to knead the dough into a solid mass.

Dust the dough sufficiently with bamboo flour and roll it out between two layers of cling film.

Now press the dough into the greased form, prick it several times with a fork and bake it for 8-10 minutes until it is lightly brown.

Then let cool down completely.

step 2

For the mascapone cream:

Mix the mascarpone with the egg, erythritol, cream and vanilla flavor to a homogeneous mixture.

Pour the filling into the prepared tartlet molds and bake for 24-26 minutes.

Take out and let cool on a wire rack.

Spread some wild berry fruit spread on the filling.

step 3

For the meringue:

Mix the water with 150 g of the erythritol in a small saucepan and let it simmer.

As soon as the erythritol has dissolved, remove the syrup from the stove and let it cool down a little.

Beat the egg white with a pinch of salt until it hardens.

Slowly mix in the rest of the erythritol and continue to beat until stiff.

Meanwhile, carefully mix the erythritol syrup into the egg white mass and continue whipping until a firm and shiny meringue is formed.

Pour the mixture into a piping bag and sprinkle small dots on the tartlets.

Either flambé the meringue or lightly brown it in the oven for about 5 minutes using the grill function.

Vegan low-carb lemon coconut balls

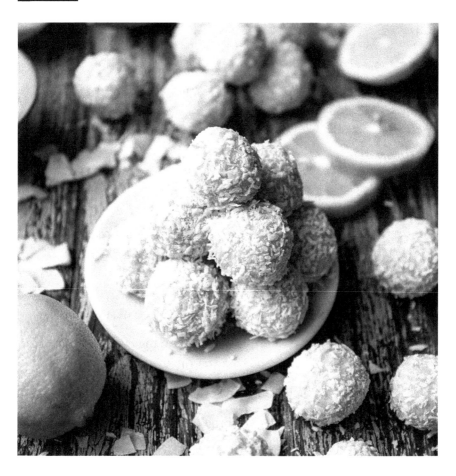

Ingredients for 25 pieces:

100 g desiccated coconut

75 g coconut oil

100 g ground almonds

Zest 1 lemon

Juice of 1/2 lemon

50 g erythritol

Also:

1 tbsp coconut rape for rolling

preparation

Melt the coconut oil and add it to a bowl with the remaining ingredients.

Knead everything into a homogeneous dough and form balls out of the mixture.

Roll the balls in desiccated coconut and put them in the fridge for 30 minutes.

KETO DOME CAKE WITH TWO DIFFERENT FILLINGS

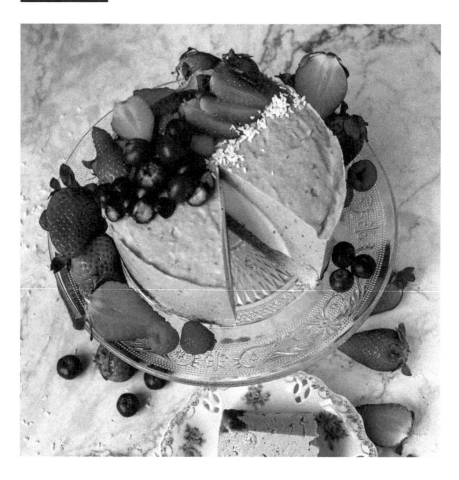

For the ground:

1/2 pack Kuchenglück baking mix

100 g of water

For the white dome inside:

80 g yogurt (3.5% fat)

20 g lemon juice

100 g whipped cream

4 sheets of gelatin

4 drops of natural vanilla flavor

For the berry cream:

150 g wild berries

250 g quark (40% fat)

250 g whipped cream

40 g erythritol

6 sheets of gelatin

Also:

Fresh berries for decoration

18 cm springform pan

preparation

Step 1

For the ground:

Mix half of the Kuchenglück baking mix with water and pour into a greased 18 cm springform pan.

Bake according to the instructions and let cool down completely.

step 2

For the white dome:

Soak gelatine in cold water.

Mix the cream with the vanilla flavor and whip until stiff.

Squeeze out the soaked gelatine, heat it briefly in a small saucepan or in the microwave and then let it cool down.

Carefully stir the liquid gelatine into the stiff cream in portions.

Whip the yogurt together with the lemon juice in a separate bowl until creamy.

Now stir both masses together.

Pour the mixture into a round container lined with cling film (e.g. cereal bowl) and put in the refrigerator for about 20 minutes.

step 3

For the berry cream:

Simmer the berries in a small saucepan for about 5 minutes.

Then pass through a sieve.

Soak gelatine in cold water and then heat it briefly until it liquefies.

Beat the cream together with the erythritol until stiff.

Add the quark and the berry juice to the cream mixture.

Carefully stir the liquid gelatine into the stiff cream in portions.

Step 4

Finally:

Put the cake ring around the cake base and place the firm cream upside down on it.

Carefully spread the berry cream over it so that the hemisphere is completely covered.

Let the cake set in the refrigerator for about 20 minutes.

Decorate with fresh berries as desired and enjoy.

SALMON AND CHEESE ROLLS

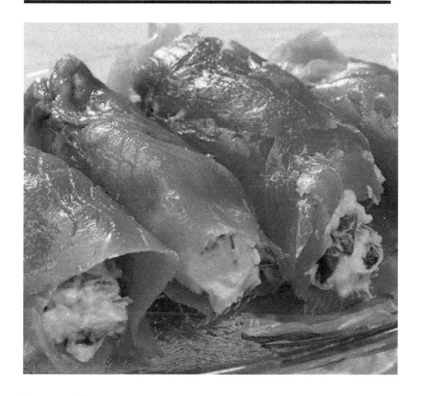

Ingredients

- 400 g of smoked salmon in fine fillets
- 200 g Philadelphia cheese spread
- 4 lettuce leaves
- 1 pickle in vinegar
- 1 tablespoon capers
- 8 pitted olives
- Salt and pepper

Preparation

1. Finely chop the lettuce, pickle, olives and capers. Mix everything with the cream cheese until it forms a uniform dough. Season it.
2. Spread the salmon fillets and place one or two tablespoons of the filling on each of them (depending on the size of the fillet), roll it up and place in the serving dish.

Notes

You can sprinkle chopped parsley on top and present it accompanied by a little lettuce cut into strips.

PORK LOIN WITH CAVA

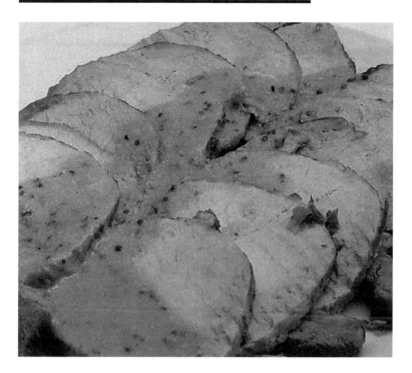

Ingredients

- 1 kg of pork loin in one piece
- 1 kg of leeks
- 6 tablespoons olive oil
- 1 small bottle of cava (youngest)
- 8 tablespoons of liquid cream
- 1 tablespoon mustard
- Salt
- Black pepper

Preparation

1. Season the piece of meat and brown it in a saucepan with the oil for a few minutes.
2. Meanwhile, clean and finely chop the leeks.
3. Remove the tenderloin from the casserole and add the leeks, sautéing them for 10 minutes.
4. Put the meat back in, add all the cava (about 200 cc) and cook with the lid on for about 40 minutes, turning the loin halfway through cooking.
5. After checking that the tenderloin is done, reserve it, beat the sauce, add the cream and let it boil for a few minutes. Add the mustard to the sauce and serve hot with the loin cut into thick slices.

BAKED TURKEY FILLETS

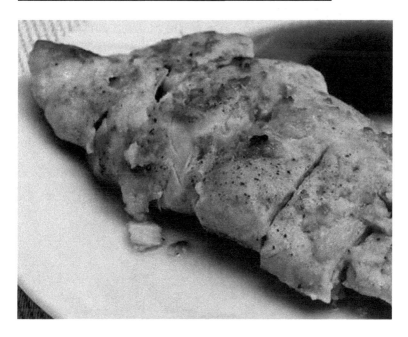

Ingredients

- 600 g turkey fillets
- 2 cloves of garlic
- 1/2 lemon juice
- 1/2 glass of white wine
- Blend of aromatic herbs (rosemary, thyme, tarragon ...)
- 2 tablespoons olive oil
- Salt and pepper

Preparation

1. Crush the two garlic cloves. Put the oven to preheat.
2. Place the seasoned turkey fillets in a baking dish. Make incisions in the sirloins, spread the crushed garlic and add the aromatic herbs on top.
3. Sprinkle with the oil, the lemon juice and the wine and cook in the oven at 200ºC for 20-25 minutes, at the end of the time check that the meat is done. It is preferable to have to cook the turkey a little more than to let it dry.

MEAT GOULASH

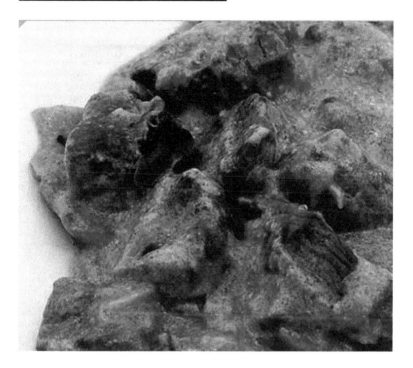

Ingredients

- 500 gr of lean beef
- 1/2 onion
- 3 tablespoons olive oil
- 1 red bell pepper
- 2 tomatoes
- 2 tablespoons crushed tomato
- 1 clove garlic
- 1/2 small glass (50 ml) of light cream
- 1 teaspoon of paprika

Preparation

1. Dice the meat, chop the onion, cut the pepper into strips and chop the tomatoes (after blanching and peeling).
2. Put the oil in a saucepan and sauté the onion and pepper a little, until the first one begins to become somewhat transparent, then add the meat and brown the pieces.
3. Chop the garlic well, add the liquid cream, the paprika and the crushed tomato. Mix well and add it to the stew.
4. Add 1 glass of water, salt and cook for about 30 minutes, although it is advisable to test if it is done, because the time depends on the quality of the meat and the size of the pieces. Stir and serve hot.

BAKED RATATOUILLE

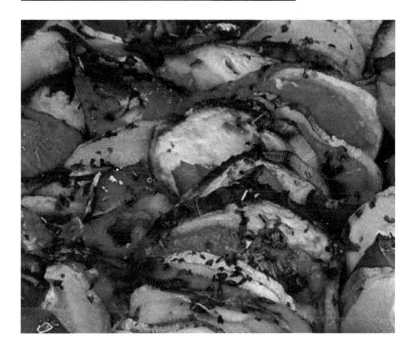

Ingredients

- 300 g of aubergine
- 200 g of red pepper
- 200 g of green pepper
- 150 g of zucchini
- 100 g of tomatoes
- 2 tablespoons of virgin olive oil
- 1 clove garlic
- Mix of different spices (thyme, basil, oregano, rosemary, parsley, dill, chives ...)
- Salt

Preparation

1. Wash and dry the vegetables.
2. Peel the aubergine, zucchini and tomatoes, and together with the peppers, cut all the vegetables into slices of half a centimeter thick, more or less. To Salt.
3. Paint the bottom of an ovenproof dish with a few drops of olive oil and place the vegetable slices in lines, interspersing the different types.
4. In a bowl put the crushed garlic clove, the mixture of spices selected to taste, and the two tablespoons of virgin olive oil. Whisk vigorously and spread the mixture over the vegetables.
5. Put in the oven previously preheated to 180 ºC for 50 minutes.

COD IN GREEN SAUCE

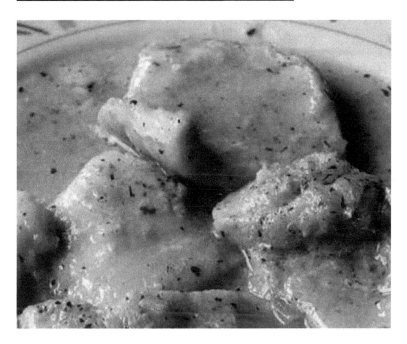

Ingredients

- 1 kg of cod already desalted
- 1 onion
- 1 glass of white wine
- 2 tablespoon chopped parsley
- 1 tablespoon of flour
- 2 tablespoons olive oil
- Water
- Salt

Preparation

1. In a saucepan, sauté the finely chopped onion with 2 tablespoons of olive oil until it becomes transparent. About 10 minutes over low heat.
2. Meanwhile, crush the garlic clove with the parsley and 3 tablespoons of the hot water in a mortar.
3. Add the contents of the mortar, the white wine and a heaping tablespoon of flour to the pan, sprinkling it on top. Cook for 8 minutes, turning. If necessary, you can add a little more warm water and stir.
4. Then place the cod on top of the sauce and cook for 10 more minutes, until the cod turns white. Serve hot.

TUNA IN TACOS WITH VEGETABLES

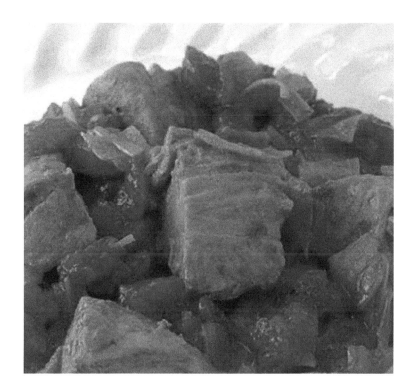

Ingredients

- 500 g of tuna in tacos
- 1 leek
- 1 green bell pepper
- 1 clove garlic
- 1 jar of chopped natural tomato (400 g)
- 2 tablespoons olive oil
- 100 ml of white wine

- 3 bay leaves
- A teaspoon of sugar
- Salt

Preparation

1. Open the can of chopped natural tomato and drain the liquid.
2. Chop the garlic finely and chop the leek and pepper.
3. In a large skillet or casserole, sauté the garlic and leek for 5 minutes and then add the chopped green pepper. Salt and cook over low heat for 10 minutes.
4. Then add the bay leaves and chopped tomato, add the teaspoon of sugar and a little more salt, stir all the sauce and continue cooking slowly for another 15 minutes. Stir from time to time so that it does not stick.
5. Add the white wine and the previously salted tuna tacos. Cover and leave for 10 minutes until the tuna turns white, but do not allow it to dry.

KALE WITH PUMPKIN

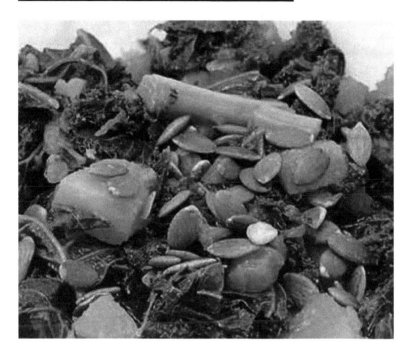

Ingredients

- 200 g kale (kale)
- 500 g pumpkin
- 50 g pumpkin seeds
- 2 tablespoons olive oil
- 2 tablespoons warm water
- 1 tablespoon of turmeric
- Salt

Preparation

1. Wash and chop the kale and cut the pumpkin into medium dice.
2. Heat the two tablespoons of olive oil and sauté the pumpkin and pumpkin seeds very slowly. Add the salt and a tablespoon of turmeric, stir, and cook for 15 minutes.
3. Then add the kale and the two tablespoons of warm water, stir and continue cooking over low heat for another 10 minutes. Serve warm.

SMOKED SALMON AND AVOCADO STUFFED PEPPERS

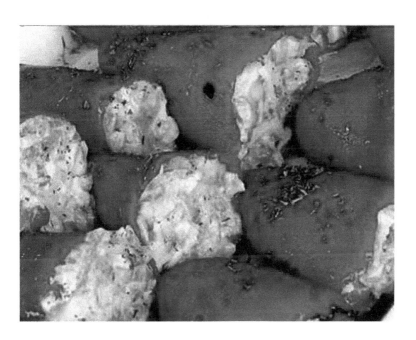

Ingredients

- 16 Piquillo peppers
- 200 g of smoked salmon
- 150 g avocado
- 150 g surimi
- 60 g of light mayonnaise (2 tablespoons)
- 1 tablespoon of olive oil
- Parsley
- Salt

Preparation

1. Wash and drain the piquillo peppers, dry them well and reserve.
2. Cut the salmon, avocado and surimi sticks into small pieces.
3. In a salad bowl, mix the three ingredients with the two tablespoons of light mayonnaise until you get a more or less homogeneous dough. To Salt.
4. Fill each piquillo pepper with the prepared mixture and place them in a source and keep in the fridge until the moment of consumption.
5. Before serving, drizzle the peppers with a string of virgin olive oil and sprinkle parsley on top.

SPICY GREEN ASPARAGUS

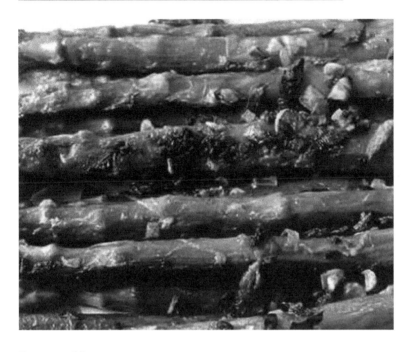

Ingredients

- 2 bunches (about 600g) wild asparagus
- 2 tablespoons olive oil
- 4 cloves of garlic
- A spicy chilli tip
- Salt

Preparation

1. Put water to heat in a large saucepan that holds the asparagus. While it heats up, wash them well and cut off their hard parts.

2. When the water boils, add a teaspoon of salt per liter and simmer them until they are soft, but without spoiling their heads.
3. Put the oil in a large non-stick frying pan and brown the previously minced garlic. Add the chili pepper and the asparagus. Sauté the asparagus like this for a couple of minutes, stirring carefully so that they do not spoil, and serve immediately.

ROASTED EGGPLANT SALAD

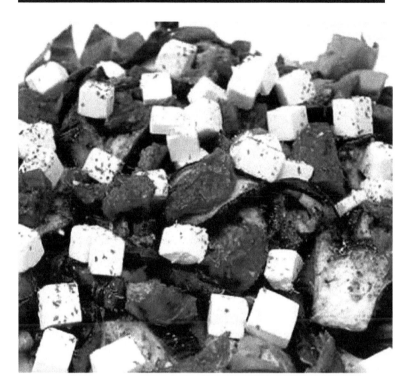

Ingredients

- 300 g of aubergines (1 or 2 depending on the size)
- 300 g of fresh spinach
- 50 g of dried tomatoes
- 100 g of feta cheese
- 3 tablespoons of virgin olive oil
- 1 tablespoon balsamic vinegar of Modena
- White pepper
- Salt

Preparation

1. Thoroughly clean the skin of the aubergines, wash, dry and cut into thin slices. Salt and let it rest for a while on a plate with a napkin underneath to absorb the moisture.
2. Then dry again and place in a resistant ovenproof dish, add a tablespoon of olive oil, stir carefully so as not to break the aubergine slices and roast at 190ºC for 20 minutes, until golden brown.
3. In a large round dish, place the cleaned and chopped spinach and top with the roasted aubergines, the diced feta cheese and the chopped dried tomato.
4. In a separate bowl, whisk the two tablespoons of virgin olive oil with the tablespoon of balsamic vinegar, salt and pepper to taste, and pour over the salad when serving.

BRUSSELS SPROUTS WITH TURKEY AND CHEESE

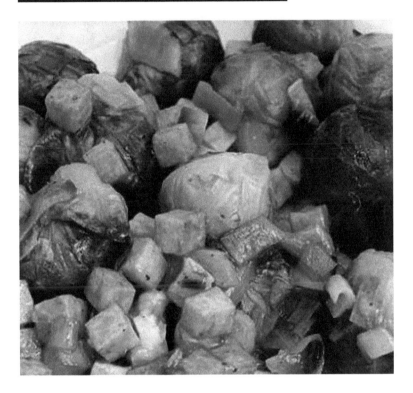

Ingredients

- 1/2 kg of Brussels sprouts
- 1 Leek
- 200 g of turkey breast in cubes
- 1 tablespoon of olive oil
- 50 ml of white wine
- 2 slices of semi-cured cheese
- Salt
- Black pepper
- Water

Preparation

1. Put a bottom of water in a microwave-safe pot and cook the Brussels sprouts for 10 minutes, previously removed the outer leaves, cut the stem and washed. Reserve.
2. Chop the leek into thin slices and fry it with a tablespoon of olive oil. When it begins to take color, add the turkey breast tacos and sauté for a couple of minutes.
3. Add the Brussels sprouts with their own cooking water, add the salt and freshly ground black pepper and stir everything together. Add the white wine and simmer for 5 minutes.
4. Add the chopped cheese, stir again and let it melt for a few more minutes. Serve hot.

BAKED HAKE FILLETS WITH MAYONNAISE

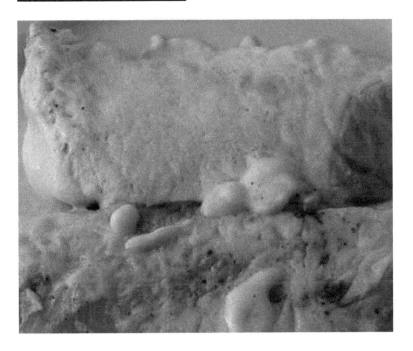

Ingredients

- 400 g of skinless hake fillets (frozen)
- 200 g light mayonnaise
- 150 g light cream
- 1 tablespoon of olive oil
- Pepper
- Salt

Preparation

1. Let the hake fillets defrost at room temperature.
2. Gently clean and pat each fillet dry with a kitchen paper napkin.
3. Season each fillet on both sides and place them on an oven-safe tray, brushed with the tablespoon of olive oil, so that the fillets do not stick when cooking.
4. In a bowl, mix the mayonnaise very well with the cream and a little salt and pepper.
5. Next, place the mayonnaise and cream mixture on top of the hake fillets and cook in the oven, previously preheated to 200 ºC, for 20 minutes.
6. Serve hot with a salad, tomato slices, steamed potatoes or any other light garnish.

BORAGE WITH GARLIC AND TURKEY COLD CUTS

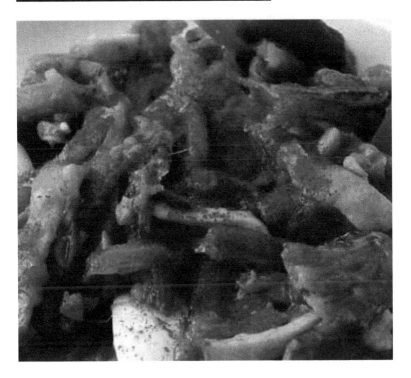

Ingredients

- 800 g of cooked natural borage (2 glass jars)
- 3 garlic cloves
- 100 g of braised turkey breast
- 2 eggs
- 1 tablespoon of flour
- 150 cc of broth (vegetable, polo, cooked)
- 1 tablespoon of virgin olive oil
- 1 teaspoon paprika (sweet or hot)
- Salt

Preparation

1. Wash the natural borage very well with cold water, drain and reserve.
2. Cook the two eggs and when they have cooled, peel and reserve as well.
3. In a large frying pan, fry the garlic cut into very small pieces with a tablespoon of virgin olive oil and when they begin to brown add the turkey breast strips and cook for two or three minutes. Add the tablespoon of flour and the stock, and without removing from the heat, stir until a creamy sauce is formed.
4. Immediately afterwards, add the borage and salt, stir and cook over low heat for another 10 minutes.
5. Finely cut the two eggs into four pieces and add to the pan, stir carefully so as not to split the eggs, sprinkle the teaspoon of paprika on top and serve hot.

Sauteed mushrooms with kale

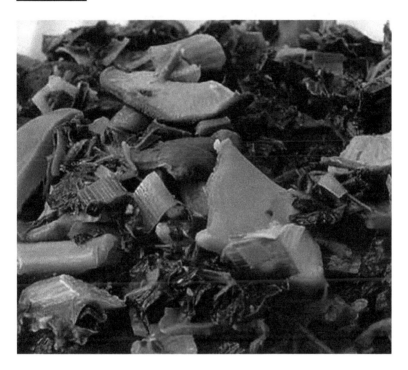

Ingredients

- 500 g kale (kale)
- 350 g of assorted mushrooms (glass jar)
- 50 g onion
- 2 garlic
- 100 ml of white wine
- 2 tablespoons olive oil
- Salt

Preparation

1. Wash and chop the kale and cook it in plenty of boiling salted water for 12 minutes. Drain and reserve.
2. Drain the mushrooms, if they are in a glass jar, and chop them.
3. Chop the onion and mash the garlic with a garlic press.
4. Add the onion and the pressed garlic to a pan covered with the two tablespoons of olive oil. Cook for about 5 minutes, until the onion is poached.
5. Then add the mushrooms and cook another 10 minutes. Add the kale and white wine and simmer for another 15 minutes.
6. Stir and rectify the salt. Serve hot

BAKED BROCCOLI WITH GRATED CHEESE AND CREAM

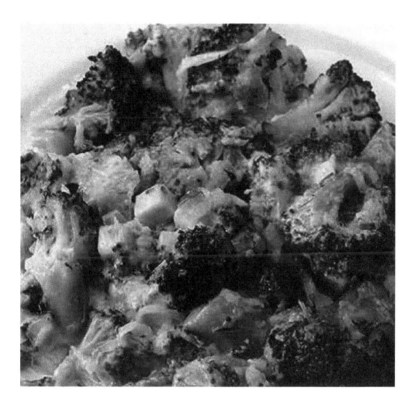

Ingredients

- 600 g of broccoli (two bunches or three)
- 100 g of Serrano ham
- 1 leek
- 1 garlic
- 50 g of grated cheese
- 50 g of light cream (15% fat)
- 1 tablespoon of olive oil

• Salt

Preparation

1. Chop the garlic, cut the leek into thin slices and the serrano ham into strips.
2. Wash the broccoli and cut into florets. Then, in a fast pot with a finger of water in the bottom, place the broccoli on the container to cook the vegetables and cook for two minutes from the moment the valve of the pot pops out. When the cooking time is over, open the pot, wait a few minutes until it cools down a bit and let the broccoli drain to remove all possible excess water. Place it on an ovenproof dish and reserve.
3. In a frying pan, heat the tablespoon of olive oil and slowly fry the garlic, with the leek and the serrano ham strips, for 10 minutes.
4. Add the sauce over the cooked broccoli, as well as the grated cheese and cream mixture.
5. Finally, cook in the oven previously heated to 200 ºC for 15 minutes until the surface is slightly au gratin.

SCRAMBLED EGGS WITH WILD MUSHROOMS AND MUSHROOMS

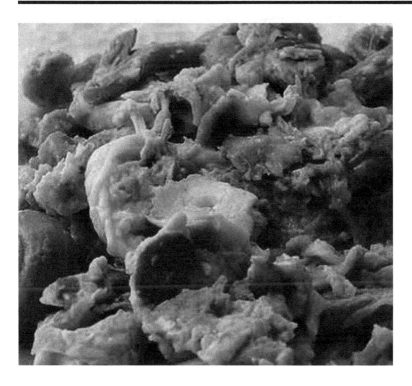

Ingredients

- 1 small jar of wild asparagus (about 200 g, drained)
- 1 small can of sliced mushrooms (about 200 g drained)
- 4 eggs
- 1 tablespoon of olive oil
- Salt and pepper

Preparation

1. Boil the mushrooms to remove the acidity. Drain the asparagus and mushrooms well.
2. Put the tablespoon of oil in a non-stick frying pan and sauté the asparagus and mushrooms for 5 minutes.
3. Beat the 4 eggs like an omelette and pour them on top. Swirl until it has the desired consistency. Season and serve hot.

EGGS WITH CHEESE IN PORTIONS

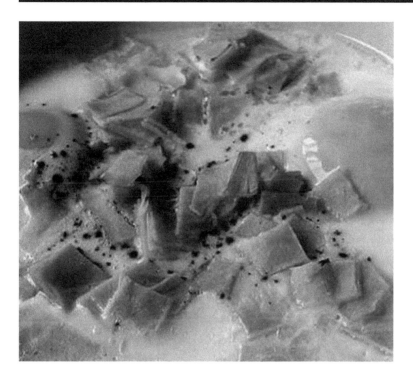

Ingredients

- 4 eggs
- 4 cheeses in portions
- 1 slice of York ham
- 1 teaspoon of butter
- Salt

Preparation

1. In two individual clay pots, put half a teaspoon of butter and 2 small cheeses in each. Put them in the oven preheated to 2180 ºC, in a water bath for about 5 minutes, until the cheese is melted or very soft.
2. Put two eggs in each casserole, taking care that the yolks do not break, season them and put them back in the bain-marie in the oven (if possible, just heat the bottom).
3. When they are at their point, with the clear curd and the soft yolk, they are removed and decorated with a little chopped York ham, serving immediately.

ZUCCHINI OMELET

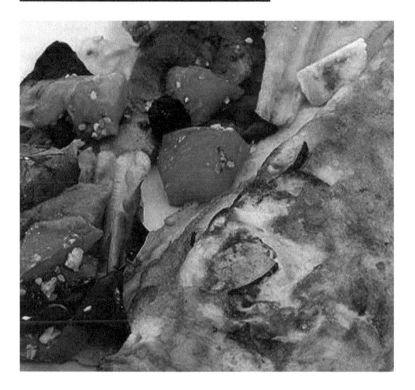

Ingredients

- 1/2 medium zucchini (or 1 small)
- 2 eggs
- 1 tablespoon of olive oil
- 1 clove garlic
- Parsley, salt and pepper

Preparation

1. Wash well and cut the unpeeled zucchini into small squares; Chop the garlic and parsley. Put these three ingredients in a non-stick pan, with the tablespoon of

oil, and cook for about 15 or 20 minutes until the zucchini is soft.

2. Beat the eggs and add the zucchini previously drained (leaving the excess oil in the pan). Add a pinch of salt and pepper, then let the mixture rest for 5 minutes.

3. Put the same pan on the fire again, without adding more oil, and when it is hot add the egg and zucchini mixture. After a couple of minutes, we fold the tortilla in half, like an empanadilla, and make it on both sides to the desired point.

ASPARAGUS WITH TOMATOES

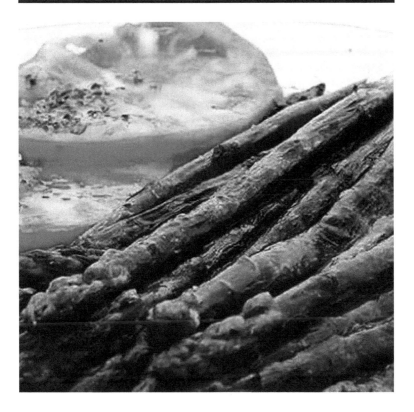

Ingredients

- 500 g of green asparagus (wild)
- 2 tomatoes (good quality)
- 3 tablespoons olive oil
- Oregano
- Salt

Preparation

1. Wash the asparagus and remove the hardest part of the stem (the first whitish inches). Put them to cook in salted water, in a large saucepan so that the tips do not spoil, for 5-8 minutes depending on their thickness.
2. Drain them, dip them in oil and grill them in a non-stick pan for 5 minutes on each side. Salt to taste (better with coarse salt, if you have it).
3. Serve freshly made, accompanied by a tomato cut into slices and seasoned with salt, olive oil and a little oregano.

GRILLED VEGETABLES

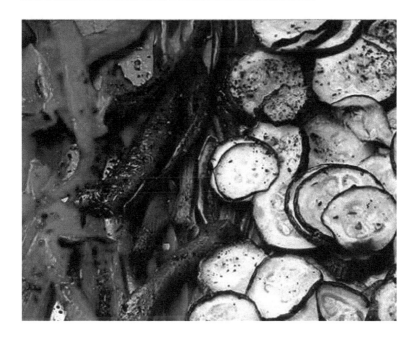

Ingredients

- 1 red bell pepper
- 1 green bell pepper
- 2 zucchini
- 2 aubergines
- 4 tablespoons of olive oil
- 2 tablespoons vinegar
- Pepper
- Salt

Preparation

1. Cut the aubergines and zucchini into thin slices, sprinkle them with salt and leave them for 15 minutes

to release water. Dry them well afterwards. Wash and cut the peppers into thick strips.

2. Lightly brush the vegetables with a brush dipped in olive oil and put them on the hot grill.

3. Make a vinaigrette by mixing the oil, vinegar, salt and a little pepper, and pour it over the vegetables previously placed in the source.

CREAM OF MUSHROOM SOUP

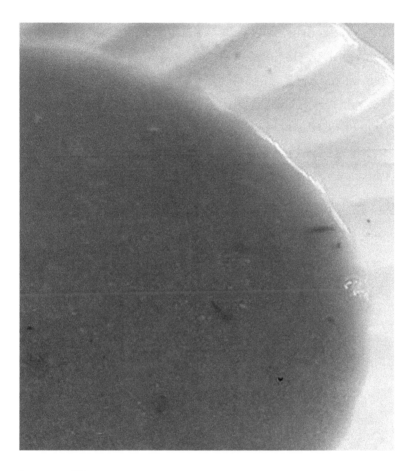

Ingredients

- 500 g of fresh mushrooms
- 2 tablespoons oil
- 1 clove garlic
- 1 Vegetable bouillon tablet
- 2 skimmed cheeses
- Lemon

• Salt

Preparation

1. Clean the mushrooms very well, chop them and wet them with the lemon juice so that they do not darken.
2. In a saucepan add the oil and fry the sliced garlic for a few minutes. Then add the mushrooms, 600 cc of water (two glasses and a half) and the stock cube, letting it cook over medium heat until the mushrooms are soft.
3. Once cooked, add the two cheeses and go through the blender. Correct salt. Serve hot with a pinch of pepper.

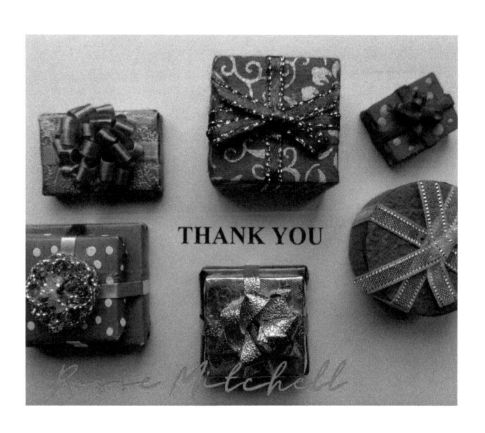

CPSIA information can be obtained
at www.ICGtesting.com
Printed in the USA
BVHW052124030821
613540BV00009B/273

Made in the USA
Columbia, SC
27 August 2022

65509797R00028

Verspätung. Also habe ich letzte Woche meinen neuen

Gürtel bekommen und mir wurden meine zwei neuen Kata

gezeigt.

Ich habe mir in letzter Zeit Sorgen um Cady gemacht, sie

scheint eine Erkältung zu haben. Ich werde viel Zeit damit

verbringen, sie zu kuscheln und herumzuliegen.

Sesshomaru kuschelt viel mit ihr, was bezaubernd ist. Ich

gehe morgen noch mit meiner Mama einkaufen, das planen

wir schon seit einem Monat.

Ich genieße Iaido sehr, es ist zumindest für mich einfacher

als Karate und ich habe das Gefühl, dass es meine Beine

stärker und schneller gemacht hat. Ich muss für meinen

Black-Wett-Test irgendwo in West Virginia hin, also

mache ich das vielleicht nicht. Wenn ich es schaffe

schreibe ich nochmal. Ich hoffe, euch hat meine

Kurzgeschichte so gefallen, wie sie war.

Dojo ist mintgrün, das Badezimmer hat eine etwas andere Bräune, der Flur, das Wohnzimmer und die Küche sind blau. Ich habe auch einen Fleck auf meine vorderen und hinteren Schritte gemacht. Ich ließ meine Mutter meine Schlafzimmertür wie die TARDIS-Tür aussehen lassen, weil sie es auch wirklich wollte. Die Hunde versuchten uns beim Malen zu helfen, also hatten sie eine Weile blaue Stopps. Sie hatten auch einige viel gehasste Bäder. Nach dem Test werde ich das Buch beenden. Mein erster Iaido-Kurs war im November, also werde ich im November veröffentlichen, kaum zu glauben, dass Crystal mich ein Jahr lang gezwungen hat, ein Tinder-Profil zu erstellen, das ich niemals verwenden werde. Zunder ist für die Suche nach Sex, ich möchte Liebe finden.

Ich habe zwei Drehungen in zwei verschiedenen Kata vergessen, aber ich habe meinen Test gut gemacht. Der Test war eigentlich letzte Woche. Normalerweise hätte ich meinen neuen Gürtel sofort bekommen, aber FedEx hatte

Dad wollte am Sonntag kochen, also bin ich geblieben.

Mama hat mich am Montag nach Hause gebracht, nachdem sie von der Arbeit kam. Es war ein langweiliger Montag und der Sonntag wäre besser gewesen, wenn ich nicht von einer Biene in die Kniekehle gestochen worden wäre.

Unsere nächste Gürtelprüfung ist die 27. Ich werde darüber schreiben, wenn sie vorbei ist. Ich werde ein voller Gelbgurt sein. Ich möchte meiner Schwester Crystal öffentlich danken, da sie mir hilft, die Prüfungsgebühr zu bezahlen.

Ich kann es mir nicht leisten, morgen zum Yu-Gi-Oh-Turnier zu gehen, weil ich das Geld für die Prüfungsgebühr brauche. Aber ich werde nächsten Monat wieder anfangen. Ich fange wirklich an, es zu hassen, einmal im Monat bezahlt zu werden.

Ok wegen der Lackierarbeiten, ich habe etwas Nachzahlung bekommen, mein Haus (Innenraum) gestrichen und gestrichen, das Schlafzimmer ist lila, das

Geburtstag eingeschläfert, weil er Leberkrebs hatte. Ich

vermisse ihn wirklich. Sesshomaru durfte ihn zweimal

sehen und Sesshomaru war eine überraschend gute

Krankenschwester für den süßen alten Mackie. Ich hatte

nicht erwartet, dass jemand so Junges so reif ist.

Sesshomaru ist jetzt 10 Monate alt. Ich bin mit der

Übersetzung des Kochbuchs ins Deutsche fertig und lasse

Hardcover-Kopien von mehreren meiner Bücher anfertigen.

Seit Mackies Tod bin ich einmal zu Moms Haus gegangen.

Es war schwer. Meine Hunde suchten weiter nach ihm; Ich

denke, Cady ist besonders untröstlich, dass er ihr

Lebensgefährte war.

Es hat Spaß gemacht, dort zu sein, eine Art Mutter, und ich

ging in Sauders Dorf, sie hatten eine neue Ausstellung, eine

Nachbildung einer Stadt aus den 1920er Jahren. Ich gehe

schwarze Lakritze. Meine Oma und ich mögen es. Ich habe

meinem Neffen ein Stück geschenkt, das ihm nicht gefallen

hat.

Fragen beantwortet, aber ich bin noch nicht wirklich mit ihr über die Regeln gesprochen. Wir werden irgendwann spielen, aber sie wird im Nachteil sein, da sie ihr Deck aus Karten bauen wird, die ich besitze.

Es ist der 22. Oktober, ich war wirklich beschäftigt. Letzten Monat wurden zwei meiner Iaido-Kurse abgesagt, also bin ich mit meinem Fahrrad zu Game Stop gefahren. Es war kein Spaß, es war beängstigend, dass ich einen Unfall hatte und meinen Arm verletzte. Leider war es mein rechter Arm, also konnte ich mein Schwert zwei Wochen lang nicht benutzen.

Ich habe versucht, Sesshomaru davon abzuhalten, die Lackierung mit seinen Klauen zu beschädigen, also habe ich ihm einen Hammer in den Weg gelegt, er hat ihn umgeworfen und jetzt muss ich eine Delle in meiner Wand reparieren.

In weiteren deprimierenden Nachrichten ist Mackie, der Hund meiner Mutter, tot. Er wurde am Tag vor meinem vor einiger Zeit ein Tanto aus Holz gekauft, also brauche ich mir keins mehr zu leihen. Morgen wird Sesshomaru zum ersten Mal seit seiner Kastration mit Liam spielen. Crystal und ich werden uns den klassischen Doctor Who zusammen ansehen. Wir haben an meinem Geburtstag damit angefangen, oh ja, ich bin jetzt 29.

Letzte Woche war ich der einzige Schüler in der Klasse. Ich muss Bob mit Kaguya schlagen. Bob ist ein Kopf- und Torso-förmiger „Boxsack" aus Hartgummi. Ich habe noch nie zuvor mit meinem Schwert einen festen Gegenstand getroffen. Es war ein sehr interessantes Gefühl, als die Schockwelle direkt durch das Schwert und meine Arme hinauf ging. Ich habe schon früher mit einem Schaumbokken geschlagen, aber es gab keine Schockwellen. Und nein, ich habe Kaguya nicht fallen lassen oder sie sogar fast fallen lassen.

Crystal möchte lernen, wie man YU-GI-OH spielt, oder genauer gesagt, sich mit Monstern duelliert. Ich habe ihre etwas davon gesagt, dass sie mich nach dem Tierarzt zum

Einkaufen mitnehmen soll, aber ich hoffe, sie hilft

stattdessen Papa. Ich hasse Einkaufen Als Kind musste ich

nach jedem Arzttermin einkaufen gehen.

Ich war sehr beschäftigt. Es ist der 15. August.

Sesshomaru, ich habe es falsch geschrieben, hat sich von

seiner Kastration erholt. Er ist acht Monate alt. Ich habe

einige neue Möbel bekommen, die gebaut werden mussten.

Ich habe den größten Teil meines Hauses gestrichen, aber

ich muss noch das Dojo streichen.

Das Dojo ist ein Chaos, also kann ich nicht zu Hause üben.

Mama wird mir helfen. Wir werden im September eine

neue Gürtelprüfung durchführen. Ich habe Yu-Gi-Oh

wieder angefangen. Endlich habe ich Leute zum Spielen.

Ich habe mein Kochbuch fertig gemacht und ein Buch über

Schlangen auf Deutsch fertig bekommen.

Die Markisen sind oben und sie sind großartig, aber Papa

ist überzeugt, dass sie herunterfallen werden. Ich habe mir

passt. Dad will mich in meinem Iaido-Kurs in Aktion

sehen. Meine Eltern wollten immer, dass ich ein Athlet bin,

damit sie mich mögen konnten.

  Mehr dazu in meinem anderen Buch.

Nächsten Sonntagabend gehe ich in die Kirche. Ich werde

wahrscheinlich nicht dabei bleiben ... das tue ich nie. Ich

habe eine Augenwunde von einem Regal, das nicht in mein

Haus passt. Ich sagte Mama und Crystal, dass ich es nicht

wollte, also landete es natürlich in meiner Küche. Sie tun

immer so etwas mit mir.

Sessohmaru wird am Samstag seinen neuen Tierarzt treffen

und er wird seine allererste Erdnussbutter bekommen. Er

braucht eine dritte Staupe und einen Tollwutimpfstoff. Ich

wünschte, ich könnte mit ihm in die Tierarztpraxis gehen,

da er erst 4 Monate alt ist, aber sie lassen wegen des Virus

keine Leute herein.

Dad und sein Freund werden ein paar Markisen für mich

aufstellen, während wir beim Tierarzt sind. Mama hat

Ihre Pflanzen verdursten und sie gibt dem Mulch die

Schuld, natürlich auch YouTube. Meine Pflanzen sind trotz

Mulch in Ordnung, aber wir haben es anders ausgelegt.

 Heute Nacht werde ich zum ersten Mal meinen Rasen

mähen. Ich habe noch nie einen Rasenmäher benutzt.

Mama hat letztes Wochenende gemäht. Ich litt unter einem

eingewachsenen Zehennagel, der abgeschnitten wurde.

Kein Spaß.

Ich habe meinen neuen Gürtel bekommen. Die größte

Sorge, die ich fühlte, kam daher, dass ich noch nie zuvor

einen Test in diesem Dojo gemacht hatte. Es war aber

ziemlich einfach. Es gab einen schriftlichen Teil des Tests

und ich musste nicht die richtige Schreibweise aller

japanischen Wörter kennen, was großartig war.

Gestern habe ich alles ausgebessert; Ich habe meine

Autorenexemplare Samstag bekommen. Das Kind, das

ohne Einladung in mein Haus gekommen ist, ist nicht

zurückgekehrt. Morgen erfahre ich, ob mein neuer Gürtel

meine Terminologie einschließlich der Zahlen, aber ich werde sie mir noch einmal ansehen. Mir wurde gesagt, dass Rechtschreibung nicht zählt, also ist das eine Erleichterung.

Es gibt einen neuen Schüler in der Klasse, von dem ich nicht erwarte, ihn am Mittwoch zu sehen, da er gerade erst angefangen hat und noch nicht bereit ist, den Test zu machen. Der Unterricht dauert ab dem 28. eine Stunde. Ich werde HATS am Montag anrufen und ihnen davon erzählen.

Wir haben meine alten Stühle gestrichen und neu gepolstert, sie sehen jetzt fantastisch aus. Sie sind schwarz mit einem Bambus- und Panda-Stoff. Die Grassamen haben begonnen zu sprießen. Die Pflanzen in meinem Blumenkasten gedeihen gut. Wir haben es letztes Wochenende gebaut. Ich habe Mulch bekommen, obwohl Mama mich auch nicht wollte.

Ich habe Omas Rezeptbuch fast fertig, es fehlt nur noch ein Vorwort.

Es war sehr interessant, ihre alten Karten zu sehen. Viele von ihnen sind stark redigiert und es war so cool, ihren Denkprozess zu sehen. Ich werde nie wieder versuchen, meine eigene Tortenkruste zu machen. Das war die größte Sauerei, die ich je gemacht habe.

Nein, ich habe bei meinem Versuch, Kürbiskuchen zu machen, keinen echten Kuchen bekommen. Ich konnte meine Muskatnuss nicht finden, bis ich die Bananen-Haferflocken-Kekse gemacht hatte, also benutzte ich Ingwer. Es war sehr gut. Ich muss mich mehr anstrengen, um meine Küche organisiert zu halten. Ich werde das Rezept noch einmal ausprobieren, aber diesmal mit Muskatnuss. Ich habe viel mehr Brokkolisuppe gemacht, als ich jemals brauchen könnte.

Mein Lehrer hat mir bereits einen Gelbgurt besorgt, daher ist diese Prüfung im Grunde eine Formsache. Ich kenne

Kapitel 5 April

Ich war sehr beschäftigt. Mittwoch ist meine
Gürtelprüfung. Ich werde wieder Gelbgurt. Das letzte Mal
ist das vor 25 Jahren passiert, aber dieses Mal ist es besser,
dieses Mal habe ich nicht meine Mutter, die Sensei sagt,
dass ich es nicht wert bin, getestet zu werden, weil ich nicht
bestehen kann. Anstatt an mich zu glauben, glaubte sie, ich
sei eine Zeitverschwendung.

Inzwischen war Ray die einzige Lehrerin, die ich je hatte,
die nicht dachte: „Nun, sie ist eine Verschwendung meiner
Zeit.“

Sessohnaru hat noch kein Töpfchentraining, aber er ist auf
dem Weg dorthin. Wir haben Mackie über Ostern verrückt
gemacht. Ich kümmerte mich um ihn und natürlich musste
ich Cady und Sesshomaru mitbringen. Mackie ist ein sehr
alter Hund und wollte nicht, dass mein Welpe den ganzen
Tag mit ihm spielen wollte.

Sesshomaru und Papa verbrachten das ganze Wochenende mit Kuscheln. Sesshomaru legte seinen Kopf unter Papas Decke und schlief ein. Es war so süß.

Cady ließ Braxton und Sesshomaru nicht spielen. Sie ist eine kleine Sorgenwut. Aber alle drei Hunde mögen sich.

Ich habe meinen Praxistest letzten Mittwoch gut bestanden. Der eigentliche Test ist nächsten Monat.

Mein Arm tut weh, weil ich die Treppe heruntergezogen wurde. Die übermäßig aufgeregten Hunde dachten, jemand sei gekommen, um mit ihnen zu spielen. Ich habe mehr mit den Nachbarn gesprochen, das ist nett.

Wenn ich eines gelernt habe, als ich aus Omas Rezepten ein Buch gemacht habe, dann, dass sie Zucchini liebte.

Die örtlichen Teenager kamen herüber, um Sesshomaru zu treffen. Es stellt sich heraus, dass Sessohmaru Laserpointer genauso liebt wie Mackie.

Ich habe die Hunde letztes Wochenende zu Mama und Papa nach Hause gebracht. Sessohmaru liebt Mackie so sehr. Sie waren im Grunde immer zusammen. Außer als wir mit Sessohmaru in den Park gingen. Er traf einen von Crystals Freunden von der High School; Sie ist jetzt Postbotin. Sie streichelte ihn und gab ihm ein Leckerli. Er traf auch zwei erwachsene Großpudel. Er liebte sie, aber ich ließ sie nicht spielen.

Er ist so klein, ich mache mir Sorgen um ihn. Papa liebt Sesshomaru über alles. Er ließ Sesshomaru auf die Couch, was er noch nie zuvor getan hatte. Papa hat mir gesagt, dass er Sessshomaru liebt und das hat er bei keinem der anderen Hunde getan. Sicher, er liebt sie, aber er sagt es einfach nicht.

Der Test wird nicht mündlich geschrieben, also mache ich mir jetzt Sorgen um die richtige Rechtschreibung. Ich habe die 6. Kata vermasselt, ich habe mich nach links statt nach rechts gedreht. Wir haben letzten Mittwoch ein paar Messerarbeiten gemacht. Ich habe ein Tanto, also ist es großartig zu wissen, wie man es benutzt. Wir gingen sogar eine Tanto-Kata durch.

Ich habe ein Buch für Oma geschrieben. Es ist ein Kochbuch nach Omas Rezepten.

Ich habe sogar gekocht und das Essen gegessen. Die Rezepte sind etwas schwer zu lesen und ich habe heute ein bisschen durcheinander gebracht. Ich habe den falschen Käse und zu wenig Mehl verwendet. Es ist natürlich immer noch toll, die handgeschriebenen Karten zu haben. Ich wünschte nur, Oma wäre hier, um das Buch zu genießen. Crystal und ich planen, ihren Hund Liam und meinen Welpen Sesshomaru zu einem Spieltermin zusammenzubringen.

Ich fühlte mich schlecht, weil ich laufen musste, während alle hier waren. Ich bestellte neues Hundefutter und eine Erkennungsmarke für Sesshomaru.

Ich hatte ein wenig Zeit zum Lernen, ich sollte es jetzt tun, aber ich wollte schreiben. Es war schwierig, Winter zu sein und einen neuen Welpen zu haben. Draußen liegt ein Schneehaufen so hoch wie mein Welpe. Es ist sehr kalt. Ich habe bemerkt, dass sie beide gegen 9:30 Uhr einschlafen, also werde ich morgen um 9:30 Uhr etwas Karate machen. Ich habe letztes Wochenende nicht trainiert, dann habe ich mir am Mittwoch das Bein verletzt.

Ich liebe es, ihnen beim Kuscheln zuzusehen.

Ich war sehr beschäftigt. Es ist der 12. März 2021. Ich habe die erste Hälfte meines Covid-Impfstoffs hinter mir. Sessohmaru hat ein paar neue Freunde gefunden. Er traf Braxton.

Endlich habe ich ein vollständiges Schülerhandbuch. Ich habe die Begriffe auswendig gelernt, die ich kennen muss.

sowohl auf Cady als auch auf mir herum. Das gefällt uns nicht. Ich habe endlich die Liste der Begriffe, die ich lernen muss, um meine Iaido-Gürtelprüfung zu bestehen, aber es bleibt nicht viel Zeit zum Lernen.

Jeder wollte Sesshomaru sofort sehen, also war er in seiner ersten Nacht ein bisschen überfüllt. Es hätte schlimmer sein können, denke ich. Wir sind den ganzen Weg nach Indiana gefahren, um ihn zu holen. Er hat es gut gemacht; er ist sehr mutig und klug.

Cady liebt ihn zu Tode, wenn er nicht an ihr kaut. Und er wird sie nicht allein lassen.

Meine Neffen und mein Vater haben sich heute mit Sesshomaru getroffen. Sie spielten gerne mit ihm und Revan bestand darauf, dass ich dem Welpen das Apportieren beibringe. Ich war mehr daran interessiert, ihm beizubringen, draußen zu pinkeln. Revan versuchte, Sessohmaru nach Hause zu bringen. Aber ich glaube nicht, dass Sesshomaru ohne Cady glücklich wäre.

Kapitel 4 Februar 2021

Ich habe endlich meine Schwerttasche. Am Mittwoch gebe ich das Geliehene zurück. Heute muss ich Schnee schaufeln. Es wird meinen Rücken verletzen, aber ich habe keine Wahl. Endlich haben wir ordentlich Schnee. Die Schneefräse meines Nachbarn hat Cady Angst gemacht. Ihr geht es gut und ich fing an, im Internet nach einem Welpen zu suchen. Ich werde nächstes Jahr einen kaufen, wenn Cady zehn ist. Ich hatte immer das Gefühl, dass Cady Mutter werden möchte. Am liebsten spielt sie mit anderen Hunden. Sie ist mit anderen Hunden aufgewachsen. Ich habe einen Welpen bekommen. Sein Name ist Sesshomaru. Mom war übers Wochenende wach und hat mir geholfen, ihn nach Hause zu bringen. Er ist ein englischer Bulldoggenmix. Er ist 10 Wochen alt und damit der jüngste Hund, den ich je hatte. Ich trainiere ihn in der Kiste, was ich noch nie zuvor gemacht habe. Er kaut

Mama will am Sonntag vorbeikommen, um mich zum

Einkaufen zu bringen, aber ich gehe am Donnerstag. Bis

dahin sollte ich keine Milch mehr haben.

Ich habe ein Buch gefunden, das ich kaufen kann, damit ich

Japanisch lernen kann. Ich könnte auch Kanji lernen. Ich

habe mich nicht entschieden. Ich finde es wunderschön.

Und ich habe eine Menge Anime, die das Kanji auf dem

Bildschirm nicht übersetzen.

Ich habe kürzlich eine Kata gelernt, die keinen Sinn ergibt.

Es geht um Mord. Wie es gemacht wird, ist einfach. Ich

schiebe die Leibwächter aus dem Weg, töte mein Ziel und

stecke dann mein Schwert weg. Warum nur? Inzwischen

sind die Wachen wieder auf den Beinen und bereit, mich zu

töten. Selbst wenn das nicht der Fall ist, sie haben gesehen,

wie ich jemanden getötet habe, kann ich sie nicht gehen

lassen ... richtig? So eine verwirrende Kata …

Schließlich meinte ich meine neue OBGYN, die immer unangenehm ist. Sie ist eine nette Person, ich hasse Ärzte, alle Ärzte. Es kommt von einem Kind mit zerebraler Lähmung, Ärzte meinen Schmerzen.

Am Tag nachdem ich meine Schwerttasche bestellt hatte, gab mir Sensei eine Schwerttasche. Ich werde es zurückgeben, wenn meines da ist. Es ist alt und abgenutzt, aber das größte Problem ist der Reißverschluss. Es braucht wirklich Öl. Ich hatte nicht viel Zeit fürs Training, ich muss es heute Abend machen.

Alle nörgeln mich herum, weil ich zum Lebensmittelgeschäft gehen muss, aber ich habe noch keine Milch mehr. Auch meine kleine Küche fasst nicht viel. Ich durfte Cady diese Woche spazieren führen. Ich stehe endlich auf einer Warteliste, um den Impfstoff zu bekommen.

enttäuschend außerhalb des Restaurants, in das wir gingen.

Aber Wal-Mart war eine gute Zeit. Ich habe Geburtstagsgeschenke für meine Nichte und meine beiden Neffen bekommen. Mackie hat mich um 4 Uhr morgens geweckt und dann noch einmal um 6 Uhr.

Sensei gab mir einen Bokken in der Größe eines Katana für Selbstverteidigungsübungen im Unterricht. Ich benutze es schon seit einiger Zeit. Ich bekomme eine Schwerttasche, die den Weg zum und vom Unterricht mit dem Bus erleichtern soll. Ich musste es online bestellen, da keiner der fünf Sportartikelgeschäfte in Fort Wayne Schwerttaschen verkauft. So irritiert … Wenn ich Glück habe, ist es nächsten Monat da. Ich nehme das grüne, weil es auf Lager war.

Auf der positiven Seite werden morgen meine 3 neuesten Buchautorenexemplare hier sein. Ich habe sie vor 16 Tagen bestellt.

meine Schwester mich nicht darüber belehrt, wie mein Freund mir die Pest geben wird.

Ja, Pearl wird mich zu meinen Dates begleiten, da Internet-Dating heutzutage die einzige wirkliche Option ist. Es ist nicht die sicherste Option, aber es ist die einzige Option.

Ich freue mich darauf, Mackie nächstes Wochenende zu sehen. Mom nimmt mich mit zum Einkaufen, also fahren Cady und ich nach Hause, um Mackie zu besuchen. Mein Lieblingseinkaufszentrum ist sehr weit von meinem Haus entfernt.

Falls Sie das erste Buch der Serie noch nicht gelesen haben: Mackie ist die 11-jährige Bulldogge meiner Mutter. Und er ist die Liebe selbst. Ich habe zugestimmt, diese Reise mit Mama jährlich im November zu unternehmen. Ich werde Sie wissen lassen, wie es läuft.

Ich war sehr beschäftigt. Ich war mit Mom in Fort Wayne einkaufen, was bedeutet, dass ich das Wochenende auf ihrer Couch geschlafen habe. Das Einkaufszentrum war wahrscheinlich eine gute Sache. Nein, ich spreche nicht

von den kontrollierteren Viren, als sie uns glauben machen

wollen. Ganz weit weg gab es noch mehr Gewalt. Fast

jeder ist verrückt, gefährlich oder beides.

Ich bin froh, dass ich dort lebe, wo ich Hunderte von

Kilometern entfernt von den verrückten Mobs lebe. Ich bin

auch froh, dass ich Pearl habe. Und all mein Training,

River und Kaguya sind großartige Schwerter, aber ich

würde sie nicht zur tatsächlichen Selbstverteidigung

verwenden. Sie sind stumpf.

Ich habe die Sache mit dem Geld einigermaßen geregelt.

Ich habe Autorenexemplare meiner 3 neuesten Bücher und

eine DVD auf dem Weg. Das ist die ganze Aufregung, die

ich jetzt habe. Ich wollte, dass Cady und ich etwas Zeit

haben, uns anzupassen, also werde ich erst nächstes Jahr

anfangen, miteinander auszugehen. Wahrscheinlich,

nachdem ich den neuen Impfstoff bekommen habe, damit

Mein Hakama wurde gestern so nervig nass. Wo wir gerade von meinem Hakama sprechen, die Hosen, die du für Iaido trägst, sind viel bequemer als die Hosen, die du für Karate trägst.

Ich würde Hakama jeden Tag tragen, wenn ich mehr als ein Paar hätte. Sie sind sehr teuer. Natürlich war keiner meiner verschiedenen Karate-Gi billig.

Diesmal holte mich der Bus pünktlich ab. Ich kam tatsächlich eine halbe Stunde zu früh zu meinem Unterricht. Diesmal bin ich viel glücklicher. Ich bin auch müde. Letzte Woche habe ich jeden Tag alleine trainiert. Es hat geholfen, dass ich viel besser in Noto bin, sogar der Lehrer hat es bemerkt. Er neckte die anderen Schüler, weil ich derjenige war, der alleine lernte. Natürlich bin ich derjenige mit einem hauseigenen Dojo.

Das musste ich zweimal korrigieren. Mein Computer verlor einen Moment lang die Stromversorgung, ohne zu wissen, warum. Ich war in letzter Zeit oft mit Cady allein. Es ist schlechte Sicht. Mama hat gesagt, ich soll mich bei HATS beschweren, aber ich weiß nicht, was das bringt.

Ich habe eine der Schilfmatten gesehen, die wir irgendwann schneiden werden. Es gibt nicht genug für jeden Schüler, um jetzt einen zu haben. Ich freue mich darauf. Ich habe Lebensmittel, Pakete und sogar mich selbst (aus Versehen) zerschnitten, aber ich habe das noch nie zuvor gemacht. Ich muss Pearl verwenden, da sowohl River als auch Kaguya stumpf sind. Etwas, worüber ich mich sehr freue. Gestern habe ich eine neue Technik gelernt. Der Lehrer warnte mich, dass er einen Freund hatte, der diese Technik mit einem scharfen Schwert ausführte und ihm alle Fingernägel abschnitt. Ja, ich hatte Schmerzen, als ich nur davon hörte. Ich habe Pearl bekommen, damit ich mich jetzt schützen kann, wo ich nicht bei Mama und Papa lebe. Es wird gut sein, etwas anderes als schwer zu öffnende Post zu schneiden. Natürlich hoffe ich, dass ich sie nie für ihren eigentlichen Zweck brauche.

Kapitel 3 Januar 2021

Der Dezember endete schlecht für mich. Ich war 25
Minuten zu spät zu meinem 45-minütigen Iaido-Kurs. Auf
der positiven Seite habe ich jetzt eine bessere Vorstellung
davon, wie man die ersten sechs Katas macht. Ich bin
immer noch sauer auf die anderen Fahrer. Sie hielten an
einer Reihe grüner Ampeln an, um sich die
Feiertagsausstellungen in der Innenstadt anzusehen. Und
das hat den Bus verspätet und das hat mich verspätet.
Zu allem Übel regnete es. Ich saß im Regen auf meiner
Treppe und wartete auf den Bus. Und der Busfahrer brachte
mich in das falsche Gebäude. Mein Dojo hat rote Türen,
aber dieser Ort hatte weiße Türen. Sie hatte GPS, benutzte
es aber nicht. Ich bin so verrückt.
Ich weiß, ich konnte nicht anders, aber ich fühle mich
schlecht, weil ich zu spät gekommen bin. In Zeiten wie
diesen hasse ich es wirklich, nicht fahren zu können,

den späten 1940er Jahren Anfang 1950 fast ausgelöscht,

aber es wurde von Leuten gerettet, die Kendo machten.

Kendo und Iaido werden traditionell zusammen studiert.

Menschen, die beides tun, gelten als besser ausgebildet. Sie

haben ein vollständigeres Verständnis des Schwertes.

Ich genieße auf jeden Fall beides. Wir haben hin und

wieder Kendo in meiner Karatestunde gemacht. Der Lehrer

lässt uns Sachen auf Schwarzgurt-Niveau machen, nach

denen ich stinke, aber ich kann mich nicht aufregen. Iaido

war eigentlich sehr gut für meine psychische Gesundheit.

Ich habe eine Angststörung.

Ich wette, mein Blutdruck wird sich irgendwann auch

verbessern.

Die anderen Schüler in meiner Iaido-Klasse scheinen auch

in der Karate-Klasse zu sein, aber das kann ich mir nicht

leisten. Nicht, dass es mir keinen Spaß machen würde.

Aber es ist das, was ich mir leisten könnte. Ich bin mir nicht sicher, ob ich den Test bestehen und im Rang aufsteigen kann, aber es ist in Ordnung, wenn ich es nicht tue, weil ich dies für die Physiotherapie mache.

Wenn ich alleine arbeite, beginne ich mit dem Dehnprogramm, mit dem wir immer den Karateunterricht begonnen haben. Ich habe letzte Nacht direkt vor dem Schlafengehen Iaido gemacht und ich habe besser geschlafen. Ich versuche, schneller zu sein, aber ich bin mir sicher, dass ich noch nicht schnell genug bin. Meine Geschwindigkeit ist immer unzureichend, egal was ich mache. Im Iaido scheint es jedoch wichtiger zu sein.

Da ich alleine lebe, werde ich Silvester dem Training widmen. Dann fange ich am Neujahrstag mit meinem neuen Buch an. Es ist schön, eine Pause vom Sitzen vor meinem Computer zu machen.

Der Begriff Iaido wurde erstmals 1932 etwa 500 Jahre nach der Erfindung von Iaido niedergeschrieben. Iaido wurde in

Schwertkämpfe vermisse, bei denen ich nicht weiß, wie mein Gegner auf mich reagieren wird. Ich habe meine Neffen eingeladen, gegen mich zu kämpfen. Sie werden es lieben.

Ich habe Kaguya Mama und Papa gezeigt. Dad will sie schärfen, aber ich lasse ihn nicht. Zum einen darf man im Unterricht nur ein stumpfes Schwert benutzen, zum anderen habe ich mir gestern beim Training ins Knie „gestochen". Sie werden sich unweigerlich mit jeder Waffe „schlagen", die Sie verwenden. Und ja, es tat sehr weh.

Ich habe festgestellt, dass die Verwendung meines Wing Chun-Rings vor Iaido mir hilft, mich zu entspannen. Ich habe gestern wieder meine Lampe angezündet, es ist der 30. Dezember, die Lampe und Kaguya sind ok. Ich hätte nicht gedacht, dass sie die Decke erreichen könnte.

Weihnachten habe ich bei meiner Oma verbracht. Sie beschwerte sich über das Schloss, das ich an meiner Dojo-Tür angebracht hatte, weil es „zu leicht zu öffnen" war.

wegen Weihnachten abgesagt. Ich habe meine Fahrt storniert.

Ich habe alleine trainiert. Ich werde alleine trainieren. Die ersten 4 Katas habe ich auswendig gelernt. Die meisten von ihnen sind Bottojutsu mit nur einem Schlag. Weder River noch Kaguya sind wirklich für Bottojutsu geeignet, da sie stumpf sind. Das Ziehen eines stumpfen Schwertes dauert länger als das Ziehen eines scharfen Schwertes.

Ich bin zuversichtlich, dass ich mich bald für meinen gelben Gürtel qualifizieren werde. Diese Katas sind viel einfacher als meine alten Katas. Nach 23 Jahren und 9 Monaten im Karate ist Iaido ein Kinderspiel. Ich habe entdeckt, dass Sie entspannt sein müssen, wenn Sie im Iaido nicht ruhig sind, werden Sie es vermasseln. Ich konnte mich schon immer konzentrieren, aber ich brauche etwas, das mich dazu zwingt, mich zu entspannen.

Ich habe gerade gehört, dass mein Schaumbokken morgen ankommt. Ich habe mich darauf gefreut, da ich echte ich derjenige bin, der nicht fahren kann, also ist es einfacher, wenn ich bleibe und andere Leute zu mir kommen. Und ja, das ist die Entscheidung, die Mama von mir wollte.

Ich habe mehr als nur Kaguya gekauft, ich habe einen Wetzstein für meine Küche, viele DVDs und ein Schlagpolster auf dem Weg. Ich habe auch einen Wing Chun Ring auf dem Weg. Am meisten freue ich mich natürlich auf das Schaumbokken-Set. Ich vermisse echte Schwertkämpfe und meine Neffen werden es auch lieben. Ich habe das Bild auf Seite 11 von www.google.com/images/katanaanatomy

In Cady News hat sie jetzt eine rohe Haut, die größer ist als ihr Bein. Sie ist sehr glücklich, war sich aber anfangs nicht sicher, wie sie es kauen sollte.

Cady ist jetzt 9 Jahre alt. Die Weihnachtsfeier, die ich für meine Schwester Crystal veranstaltet habe, ist jetzt vorbei und nein, sie ist nicht gekommen. Mein Iaido-Kurs wurde

Kapitel 2 Dezember 2020

Der Dezember war also schlecht. Ich kann die Sozialversicherung nicht dazu bringen, ans Telefon zu gehen. Auf der positiven Seite habe ich ein Wakizashi bekommen.

Das Wakizashi ist im Grunde ein kurzes Katana. Mein Wakizashi ist zehn Zoll kürzer als mein Katana. Da ich eine kleine Person bin, ist es eine bessere Größe für mich. Ich habe es verwendet, sobald ich es gestern ausgepackt habe, und noto war viel einfacher. Es ist bunt… ein Iaito genau wie River. Es ist aus Edelstahl und sollte daher weniger Wartung erfordern. Mein Wakizashi hat ein Bambusmotiv. Ich wollte etwas Originelleres, da sowohl mein Katana als auch mein Tanto Drachenmotive haben.

Mein Wakizashi heißt Kaguya.

Ich werde Zuckerkekse und Lasagne für die Weihnachtsfeier machen, die ich veranstalten muss, weil

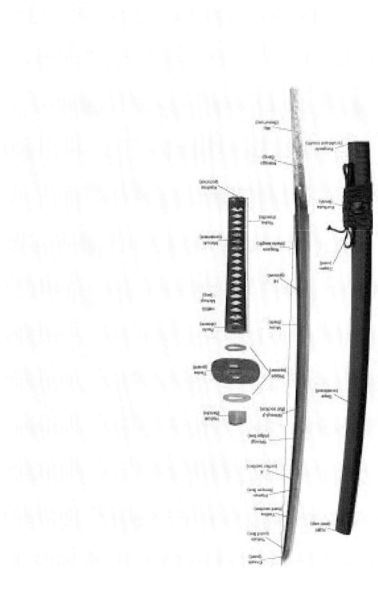

und dann bekommst du keine Blutlache in deiner Saya.

Wenn das Blut nicht entfernt würde, würde es sowohl die

Saya als auch das Katana beschädigen.

Eine Sache an Iaido ist, dass Sie nicht nur lernen zu

kämpfen, sondern in die Geschichte des Spiritismus

eintauchen. Ich werde heute etwas Iaido machen, da ich

gestern meine Schulter verletzt habe (ich bin auf meinem

Fahrrad ausgelöscht worden) und ich denke, es wird helfen.

mir immer wieder ein Bokken im Unterricht aus, da ich
River nicht in Zwei-Personen-Übungen verwenden darf.
Mir wurde gesagt, dass ich kein eigenes Bokken brauche,
aber das tue ich eindeutig.

Ein Bokken ist ein Holzschwert (nicht das, das beim Kendo
verwendet wird). Ich bin langsamer als die anderen
Schüler, aber das ist in Ordnung, da ich nicht wirklich in
einen Schwertkampf auf Leben und Tod verwickelt sein
werde. Ich habe Noto geübt (das Schwert wieder in die
Scheide stecken). Ich werde besser, aber River ist immer
noch zu groß für mich, also ist es nicht einfach, zumindest
bin ich jetzt etwas schneller. Es fühlt sich komisch an,
wieder der ahnungslose langsame weiße Gürtel zu sein. Ich
habe das in 23 Jahren nicht durchgemacht.

Ich habe endlich die richtige Schreibweise gefunden, also
werde ich das wahrhaftigste Relikt erklären, das jetzt nicht
wirklich nützlich ist, aber für Samurai Chiburi
(Blutschnippen) sehr wichtig war. Du machst das vor Noto

Physiotherapie zu dienen. Ich muss mindestens 3 Mal pro Woche eine Art Kampfkunst machen.

Thanksgiving ist jetzt vorbei. Ich habe meinen Eltern einige Sachen gezeigt, die ich im Iaido gelernt habe. Es macht Spaß und ist schonend für den Körper, aber ich kenne einige Leute, die es nicht tun könnten, da man in der Lage sein muss, ein Schwert zu halten. Ich habe die Decke zum Glück wieder verschrottet, River ist ok. Ihre Tsuba (Handschutz) ist etwas locker, aber ok. Sie ist alt und meine Schwester hat sich nicht so um sie gekümmert wie ich, River wurde letztes Jahr zum ersten Mal poliert und sie ist ungefähr 15. Sie müssen Ihr Katana jährlich polieren; Ich mache es am Weihnachtstag, damit ich es nicht vergesse. Mom stand direkt vor dem Kissaki. Das ist schlecht, sehr schlecht, steh niemals vor dem Kissaki, du wirst getroffen werden. Sie hat mich gefilmt und ich wünschte, ich könnte das Video an dieses Buch anhängen, denn um Iaido wirklich zu schätzen, muss man es gesehen haben. Ich leihe gemacht und mir das dritte angesehen. Ich habe Morote

Tsuki gelernt, aber mein Lehrer hat den Fachbegriff nicht

verwendet, was seltsam ist, weil er es normalerweise tut.

Ich weiß, was Seiza ist, aber ich muss es nicht tun, da ich

Schwierigkeiten habe, vom Boden aufzustehen.

Tut mir leid, ich kann die richtige Schreibweise für das

andere, was ich gelernt habe, nicht finden.

Morote Tsuki ist ein Schwertstich, Kumidachi ist eine

Selbstverteidigungsübung, Kesagiri ist ein diagonaler

Schnitt, Kiriotshi ist ein gerader Schnitt. Seiza macht

Sachen auf deinen Knien, ich wurde davon entschuldigt. Es

ist mir nicht peinlich, aufzustehen Ich möchte nur keine

Zeit damit verschwenden, dass der Unterricht nur eine

Stunde pro Woche ist.

Ich habe mein Nunchuku gestern in meiner Freizeit

benutzt. Ich will nicht einrosten und es macht Spaß.

Meistens reicht eine Klasse pro Woche nicht aus, um als

Ich mache es noch nicht lange, aber ich fühle mich sicher, wenn ich behaupte, dass Karate Cardio ist, Iaido jedoch nicht. Ich habe mich nicht entschieden, welche als Physiotherapie besser funktioniert. Darauf werde ich im letzten Kapitel eingehen.

Ich dachte, „Hüte" würden von einer Kirche geführt, weil Mama mir das erzählt hat. Aber sie sind eine Sache der Regierung, also macht die Schließung des Veteranentages für mich jetzt Sinn. Mir wurde gesagt, dass ich am Mittwoch nicht mitfahren könnte, aber sie haben den Bus trotzdem geschickt. Ich hätte es fast verpasst, weil ich nicht damit gerechnet hatte. Ich landete mit River und meiner Handtasche in meinem Dojo, immer noch in Straßenkleidung.

Mir ist die Scheide auf den Fuß gefallen und so musste ich mir einen Bokken ausleihen. Ich habe die Namen meiner Klassenkameraden gelernt. Bisher kenne ich Kesagiri und Kiriotshi, zwei Katas. Ich habe auch das erste Kumidachi damit, das zu wiederholen, was ich letzte Woche in meiner

ersten Klasse gelernt hatte. Ich habe meine Deckenlampe

ein paar Mal getroffen, aber weder die Lampe noch der

River wurden beschädigt.

Veteranen-Samurai hätten Kurse wie den Iaido-Kurs

unterrichtet, den ich besuche, daher ist es sowohl

enttäuschend als auch lustig, dass ich am Veteranentag

nicht zum Unterricht gehen konnte. Das Studium der

Kampfkünste, das Eintauchen in die Gedankenwelt der

Samurai, das Erlernen dessen, was er gelernt hat und wie er

es gelernt hat, sind alle sehr passend für den Veteranentag.

Ich sage er, weil es keine weiblichen Samurai gab. Ja, ich

mache jetzt etwas, was ich vor 300 oder sogar 200 Jahren

nicht hätte tun können. Und ich bin die einzige Frau in

meiner Klasse. Dies ist ein Unterschied zwischen Iaido und

Karate. Es gab weibliche Kampfkünstler, es gab keine

weiblichen Samurai.

Ich war nur am Montag in der Kinderklasse. Ich habe versucht, meinen ältesten Neffen zur Teilnahme zu bewegen, aber er wollte nicht. Er wollte es am Donnerstag machen und ich musste ihm erklären, dass er seine Chance verpasst hat. Er durfte einen Teil des Erwachsenenunterrichts sehen. Wir waren am Montag früh losgefahren (danke Virus) und Mama stieg am Donnerstag immer wieder eine halbe Stunde früher ins Auto. Sie nahm meine Ausrüstung und mein Wasser mit, ohne zu prüfen, ob ich es noch brauchte. Ich musste Iaido auch früh verlassen, um meinen Bus rechtzeitig zu erwischen. Aber es war nur 5 Minuten zu früh und meine Füße taten irgendwie weh.

Gestern war Veteranentag; Das Busunternehmen, das ich benutze, war geschlossen, sodass ich nicht nach Iaido fahren konnte. Stattdessen nutzte ich einen Raum in meinem Haus, den ich für das Karate- und Iaido-Training gestaltet hatte. Ich verbrachte ungefähr eine halbe Stunde den Test zu bestehen. Ich habe den Test nur gemacht, weil mein alter Lehrer mich auch wollte.

Dad war wütend, als wir alle dachten, ich würde durchfallen, weil ich eine nicht erstattungsfähige Testgebühr bezahlt hatte. Wir alle glaubten, der Test sei eine Formalität. Zu diesem Zeitpunkt war ich für viele Klassen verantwortlich, die ich mehr denn je unterrichtete. Ich hatte in meiner Freizeit trainiert und studiert, sogar ohne Hausspuk, um dies zu tun. Das hielt Mom natürlich nicht davon ab, mir alle zehn Minuten eine SMS zu schreiben.

Als ich bestanden hatte, bat ich darum, meine Gürtel-Promotion-Zeremonie verschieben zu lassen, damit ich tatsächlich daran teilnehmen könnte. Ich hatte eine kleine Party, während der ich den Leuten den Film zeigte, wie ich meinen neuen Gürtel bekam. Ich habe immer noch kein Zertifikat. Ich glaube nicht, dass ich das jemals tun werde.

und vor meiner Leiste. Ich habe zwei Möglichkeiten gelernt, Blut von meinem Schwert zu bekommen, nicht dass River jemals blutig sein wird.

Ich habe zwei Kata gelernt, die ich vor meiner nächsten Klasse üben möchte, aber mein Dojo zu Hause ist immer noch ein Durcheinander, da ich gerade umgezogen bin. Jeder will es wissen, also hat die Quarantäne Monate vor meinem Auszug begonnen. Ich war wegen der Grippe vom Karate zu Hause geblieben. Die Quarantäne zwang meine Mutter und mich, zwei Monate lang zu Hause zu bleiben. Meine zweite Dan-Prüfung wurde verschoben. Als es endlich passierte, fühlte ich mich weniger vorbereitet als zuvor. Ich war während des Tests nervös, da ich jede Technik, die ich kannte, ausführen und erklären musste, wie es geht. Und nächste Woche habe ich es wieder getan, diese ganze Woche war ich mir sicher, dass ich scheitern würde. Mein alter Lehrer meinte, ich sei zu behindert, um teilzunehmen. Iaido ist viel schonender für den Körper. Ich

werde meine neuen Klassenkameraden in kürzester Zeit

einholen. Beide sind Gelbgurte.

Meine größte Hürde ist, dass ich Japanisch lernen muss.

Mein Lehrer glaubt, dass River zu groß für mich ist. Sie ist

ein Erbstück und das ist der einzige Grund, warum ich sie

habe. Abgesehen davon, dass sie stumpf ist, ist sie ein

Standard-Katana, daher wiegt sie 2 Pfund und ist 3,5 bis 4

Fuß lang, ich bin 5 Fuß 2 Zoll groß. Ich habe ein kleineres

Schwert im Auge, das ich mir noch nicht leisten kann.

Ich gebe zu, dass ich Schwierigkeiten habe, River wieder in

ihre Scheide zu stecken. Das war das einzige, was mein

Lehrer bemerkte, dass ich die ganze Nacht falsch gemacht

hatte, aber ich trat auf mein eigenes Hosenbein. Ich habe

gelernt, in einem Winkel auf und ab zu schneiden; Ich habe

gelernt, gerade nach unten zu schneiden. Ich habe gelernt,

das Schwert auf vier verschiedene Arten zu halten, über

meinem Kopf, neben meinem Kopf, vor meinem Bauch

Um die Sache noch schlimmer zu machen, waren meine orthopädischen Schuhe zu der Zeit nass, also musste ich meine anderen Schuhe tragen, aber nicht in der Klasse selbst, wir waren dort barfuß. Meine Schuhe waren nass, weil ich sie gewaschen hatte, nachdem ich in Cadys Chaos getreten war.

Man sollte für den ersten Teil des Trainings auf den Knien sein, aber davon war ich befreit. Sobald ich auf dem Boden bin, ist es schwer, wieder aufzustehen. Ich fühle mich viel besser mit meinem neuen Lehrer, der alte Lehrer dachte nicht immer. Er ließ mich meine zweite Dan-Prüfung (schwarzer Gürtel zweiten Grades) wiederholen, weil ich besser abschnitt, wenn ich mein Schmerzmittel nicht benutzte. Der einzige Grund, warum ich ein Schmerzmittel benutze, ist, dass ich es durch eine Klasse schaffen kann, ohne mich hinzusetzen oder anderweitig anzuhalten.

Das ist das Tolle am Iaido. Ich brauche die Medikamente nicht, um zu bleiben und am gesamten Unterricht möchte nicht, dass jemand denkt, ich sei nachlässig, weil ich nicht mein Schwert war immer stumpf, weil sie für den Sport ist.

Ich nenne mein Schwert River, weil ich in einem Buch gelesen habe, dass die Samurai ihre Schwerter benannt haben. Das war respektvoll und sehr wichtig.

Ich fühlte mich vor dem Unterricht sehr komisch. Ich stand da im vollen Gi mit zwei Schwertern und einem Messer an meiner Hüfte. Als ich auf den Bus wartete, starrten alle, die an mir vorbeigingen, als würde ich noch mein Halloween-Kostüm im November tragen. Natürlich liebe ich mein Hakama; Ich wünschte, ich hätte mehr als ein Paar. Sie sind die bequemsten Hosen überhaupt. Das Ein- und Aussteigen in den Bus war dank meines Katana schwierig. Im Bus blieb es immer zwischen diesem und jenem stecken. Sie wissen, wie Busse dieses seltsame Öffnen/Schließen des Türsystems haben.

Bevor ich umgezogen bin, habe ich mir viele Iaido-bezogene YouTube-Videos angesehen. Ich nahm mein Tanto, mein Katana und mein Bokken Wakizashi mit in den Unterricht, weil ich auf alles vorbereitet sein wollte. Ich habe das Bokken oder das Tanto nicht benutzt, aber ich bin froh, dass ich sie hatte. Der Unterricht war voll von neuen Fachbegriffen, Wörtern, die ich nicht buchstabieren und kaum verstehen kann.

Ein Bokken ist ein Holzschwert, ein Trainingsgerät für Kinder, das oft von allen Altersgruppen beim Sparring verwendet wird. Ich habe meins mit 12 auf einem Kendo-Seminar bekommen. Ein Tanto ist ein Messer, ich habe meins zur Selbstverteidigung gekauft. Es wird traditionell verwendet, um Mörder, Entführer, Vergewaltiger und so weiter zu schneiden oder zu erstechen. Heutzutage schneiden wir Dinge wie Bambussprossen und Schilfmatten. Die meisten Leute benutzen das Katana dafür, aber ich kann nicht, mein Katana ist stumpf. Ich sich jeder von ihnen über mein Leben oder mein Zuhause beschwert. Ich bin seit fast zwei Wochen hier und habe mein Dreirad seit einer hier. Ich habe es verpasst.

Zuerst musste ich Cady zum Essen zwingen, aber jetzt geht es ihr besser, sie ist glücklicher. Sie kann wieder rohe Häute haben, da Mackie nicht hier ist, um sie zu schlucken und daran zu ersticken.

Iaido ist die Kunst des Schneidens mit dem Schwert. Ich musste mir eine neue Hose namens Hakama, einen neuen traditionelleren Obi (Gürtel) und einen Sagaeo besorgen. Ich benutze immer noch meine alte rosa Gi-Jacke. Im Winter verwende ich den dickeren weißen. Das Sageo ist eine Schnur, die meine Scheide mit meiner Hose verbindet, damit sie nicht herunterfällt. Ich habe es ungefähr zwei Monate vor dem Erscheinen bestellt. All diese Dinge mussten natürlich importiert werden. Ich habe auch ein Tanto, um andere Dinge als Luft zu schneiden, weil mein Katana das nicht kann.

Kapitel 1

Am Ende des ersten Buches dieser Reihe „Der Tiger ohne

Pfote" hatte ich gerade mit dem Karate-Studium im neuen

Dojo in Indiana begonnen. Sie ließen mich gleichzeitig

lernen und lehren, auch der Stundenplan war

unvorhersehbar. Ich war zwei Jahre dort und habe vier

Turniere besucht. Nicht, dass ich Turniere mag.

Nach Jahren des Wartens und dem Gang zu verschiedenen

Gerichten habe ich endlich die Möglichkeit, mich selbst zu

ernähren, jetzt bin ich auf mich allein gestellt. Das erste,

was ich tat, war, ein neues Dojo zu finden. Ich konnte

keinen erschwinglichen Karate-Kurs finden, also fing ich

mit Iaido an. Natürlich war das, nachdem ich fast 7 Monate

damit verbracht hatte, ein Haus zu finden.

Cady ist mein Hund, wir leben zusammen in einem

Wohnwagen und wir vermissen beide Mackie. Ich vermisse

meine Familie nicht, sie kommen immer vorbei, bisher hat

Der Perlendrache: Das erste Jahr einer Schülerin

im Iaido

Von

Nikki Hughey